哲学する》編集委員会［編］

界を哲学する

第8巻

社会防衛と自由の哲学

美馬達哉
［責任編集］

西迫大祐・玉手慎太郎・浜田明範・佐々木香織
［著］

丸善出版

まえがき

　本書『社会防衛と自由の哲学』は、結果として、公衆衛生（とくに感染症）の分野を中心として論じる内容となった。その理由は、二〇二〇〜二三年の世界を覆ったＣＯＶＩＤ－19のパンデミックをどう哲学的に考察するかを、本書で扱うべき喫緊の課題の一つとして設定していたことによる。パンデミックの時期には、国境封鎖、ロックダウン、自粛、マスクやワクチンをめぐる論争など、個人の自由――とくに自分自身の身体をどう扱い、どのように身の回りの人びとと生活するかの基本となる自由――が、規制されるべきか、あるいは自粛されるべきかどうかが、繰り返し日常生活のなかで具体的な形で問われた。さらに、罰則を伴う法による強制、明文化されたルール、いわゆる同調圧力、匿名の相互監視、ネット炎上や晒し上げによる個人攻撃のリスク、自主的な衛生や養生など、その人の住む地域、その人の従事する職種や社会的立場、あるいは時期によって、体感される自由とその制限のあり方や程度は次々と変化していった。こうした状況を背景として、本書では、社会防衛という大きなテーマのなかでも、公衆衛生と自由の制限という問題が前景化することになった。

　そのことは、ある意味では、「未来世界を哲学する」というシリーズのなかの本書にとっての大きな独自の長所となっている。なぜなら、「自由」という問いは、哲学史上の大きな、ある意味では大きすぎる問題設定であって、抽象的な問題として議論されがちだからだ。それに対して、ここでは、公衆衛生という個別的な実践を組み合わせて自由を論じることで、焦点が絞り込まれた構成と具体的な場面に基づいての地に足の着いた議論が可能となった。

だが、公衆衛生という特定のテーマに注目することで、その理解が深まる一方で、その背後にある前提や問題が見過ごされ、他の重要な側面が影に隠れてしまう危険もある。そこで「まえがき」では、私は、本書の最初の読者ともいえる編者の一人として、本書の長所よりむしろ、そうした短所について意識的に触れておきたいと思う。「未来世界を哲学する」営みとは、テキストにおいて明確には語られなかった盲点を媒介とした読者とテキストの相互作用から生み出されるだろうと思うからだ。

まず、読者の方々にお願いしたいのは、公衆衛生というテーマが論じられるとき、感染症や病気のもつ危険やハザードとしての「わかりやすさ」に騙されないでほしいという点だ。一般的にみて、病気に罹って人生の半ばで死にたくはない、という願いそのものを頭から否定することはできない。だが、それは絶対的に避けるべき悪というわけでもない。たとえば、戦争や内戦による虐殺の危険に晒されているとか、飢饉で明日の食糧にも困っている状況であるとか、病気の予防や公衆衛生に配慮している余裕がない状況を想定することは、いくらでも可能だ。その意味では、公衆衛生や病気の予防のもつ善さという肯定的な価値から距離を置きながら、公衆衛生を相対化しつつ、本書を読むことが、読者には求められている。

また、本書でとりあげたさまざまなジレンマやコンフリクトは、公衆衛生に特有なものではないことを意識しておくことも重要な点だ。社会防衛と自由の哲学を広く理解する上で、感染症や病気以外の何ものかから社会を守るという場合にも、公衆衛生と同じ正当化の論理が当てはまるかをさらに考えることは有用だろう。伝統的に、社会防衛と自由の相克は、「安全（Sicherheit）か、自由（Freiheit）か」という問題との連関のなかで議論されてきた。そして、その場合、公衆衛生や医療をめぐる諸問題は、どちらかといえばマイナーな問題としての扱いを受けてきた。最近の例をあげれば、児玉聡の『予防の倫理学』（ミネルヴァ書房、二〇二三年）は、副題が「事故・病気・犯罪・災害の対策を哲学する」となっている。つまり、社会防衛が議論される分野として、公衆衛生とも関わる病気だけではなく、事故・犯罪・災害が並べられている。このような社会防衛に関わる病気以外のトピックを頭に浮かべながら本書を読むことは、読者が自分自身で未来世界を哲学するときの大いなる助けとなるだろう。

例えば、事故の予防と自由の関連においては、感染症や公衆衛生の場合よりも、「自己責任」をどう扱うかが鋭く問われることになる。感染症リスクとは異なり、スポーツや娯楽において、ある程度の事故のリスクにチャレンジすることは、社会的に認められているばかりか、むしろ積極的に称賛されることもあるからだ。また、犯罪の予防と自由の関連を考えれば、社会防衛論と直結する保安処分や予防拘禁のような法制度との関連で、基本的人権や法の下での平等や差別の問題が前景化する。原則として、病気それ自身は道徳的な問題とはみなされていないが、犯罪は道徳的に非難される悪として位置づけられる。そのため、犯罪の予防のための社会防衛は正当なものと考えられやすく、その結果としての自由の制限は受け入れられやすくなる。とりわけ、差別や偏見によって、犯罪の恐れと精神障害者とされた人びとが結びつけられる場合には、強制入院制度が、精神障害（精神疾患）の治療だけではなく、社会防衛という治安機能を果たすことがときに期待される。この点については、精神医療と法に関連してさまざまな議論が蓄積されてきた。さらに、災害の予防と自由の関連においては、不測の事態をどれだけ予測し、社会はどこまで備えるべきか、平時と有事に違いが生じることは許容できるか、といった問題が生じる。倫理的な原則は普遍的なのか、（大）災害のときは非日常的な事態として、通常のルールを棚上げすることが許されるのか。こうした事態のわかりやすい例は、COVID‐19に関連して諸外国で行われた強制力をもったロックダウンである。パンデミックが宣言され、平時ではない非常時とみなされると、かなり思い切った自由の制限が、公衆衛生の目的で行われることがあり得る。そうした非常時や例外状態をめぐる倫理的な諸問題については、本書では直接扱っていない。だが、そうした点を意識しながら読むことで、著者の意図をもある意味で超えて、テキストとしての本書は、今までとは違ったやり方で未来世界を哲学することに開かれていくだろう。

「社会防衛と自由の哲学」をテーマとした本書は、社会とは何か、社会において防衛されるべきものとは何か、そして、そのことと自由（の制限）はどう相関するか、という問いを四つの異なった学術的な視点――法哲学・倫理学・人類学・社会学――からあぶり出すことを目指した。さまざまなアプローチをとりつつも、公衆衛生という一つの具体的対象に絞り込むことで、自由とは何かという根源的な哲学的問いに対して、異分野混交的で複合的な視点を示し得ていることを希望する。

二〇二四年五月

責任編者　美馬達哉

目次

第3章 個人の集団、集合体《ホロビオント》の集団——パンデミックが照らし出す二つの集合性 93

第4章 デジタル化と社会防衛——医療・健康・身体情報の利活用と生政治、規律権力、そしてジェンダー・ポリティクス 131

第1章　公衆の健康とは何か
――公衆衛生の系譜学

パンデミックの危険を前にして、「社会を防衛しなければならない」と言われる。そのことが意味するのは、危機を回避するために、感染を予防しなければならないとか、これ以上の感染の拡大を抑えなければならないということであろう。では、防衛されるべき社会とはいったい何を指しているだろうか。それは、個人が病気か健康かという次元ではなく、人間の集団のレベルにおける健康である。日本語では「公衆衛生」と呼ばれるが、むしろ英語におけるPublic healthや、フランス語におけるSanté publiqueの方が分かりやすいかもしれない。つまり「公衆（public/publique）の健康（health/santé）」である。

ところで、Public healthという用語は、あたかも公衆が健康であるような表現であるため、不適切だという主張は後をたたない。批判する人たちは、人間は器官をもつので健康になることはできるが、公衆には器官や身体がないので、健康にはなれない、したがって、健康な集団を指す公衆衛生という言葉が、混乱を呼び起こしていると主張する。

たしかに「公衆」が「健康」になるということは、奇妙な組み合わせである。そこで、筆者が専門とするフランスにおいて、この言葉が歴史的にどのような意味をもってきたのかをたどっていくことにしよう。それによって、感染症の文脈において社会を防衛することの意味も明らかになるだろう。

ところで、フランス語において公衆衛生を表す言葉は主に二つある。少なくとも一六世紀末にはSanté publiqueという言葉が登場する。次に一八世紀末に公衆衛生が学問として確立するが、その時にはHygiène publiqueと呼ばれていた。一九世紀はじめには、この二つの言葉は、はっきりと使い分けられていたが、時が進むにつれて、次第にこの二つの言葉が近づいていくことになる。現在では、Hygiène publiqueという言葉はほとんど使われなくなり、公衆衛生を表すのに一般的に使われるのはSanté publiqueのみとなっている。こうした歴史の変遷は、「公衆の健康」に含まれる「公衆」や「健康」や「衛生」の意味や範囲が歴史的に変化していったことを反映している。これから、公衆衛生の歴史を追いながら、「公衆が健康であること」の意味の変化を解き明かしていくことにしよう。

1　ペストと公衆の健康

ペストと公衆の健康

まずは、一六世紀末から一七世紀において、Santé publiqueという言葉がどのように使われてきたか見ていこう。一六世紀後半に公刊されたジャン・ボダンの『国家論六編』の中には、ほんの一文であるがSanté publiqueという言葉が使われている。それは第三巻第三章の公務について書かれた章で、多様な公務を列挙している中に、「公衆の健康および街の浄化を担当」という言葉が見られる

（ボダン　一五七七）。この一文しかないので、ボダンがこの公務についてどのようなことを考えていたかは分からない。だがほぼ同時期に作られたサヴォア伯領のペスト条例にも、伝染病の流行に際して「公衆衛生官（Magistrat de la santé publique）」を設置したという記録がある（バリー　一五七九）。そこで、サヴォア伯領のペスト規則を見てみよう。

ペスト規則の初めの方には、さまざまな義務が並んでいる。例えば一日に三回祈ることや、四〇日のあいだ断食することが義務づけられている。その理由として、伝染病の流行は神の怒りであるから、それを鎮めるためだと書かれている。続いて一〇分の一税の収入がある者には、食料の配布などの義務が課されている。これはパンデミック時には交易が滞り食糧難になることと、食料を求めて人々が街に溢れると感染が広がる恐れがあるからだろう。一方で、浮浪者たちは三日以内に市外へ立ち退のかなければならない、とも書かれている。

次に並んでいるのは、人々の管理についての規則である。各街区に衛生長を設置し、感染者および家具に目を配らせ、不審者を監禁し、分離し、混合を防止すること、と書かれている。そして、一〇区画ごとに市民は一人代表者を選出し、家屋にいる人々の数や荷物を隠すことなく申告し、また発病したもの、病気であると疑われるものを誠実に申告することが義務づけられている。市民は食料を得るという目的以外は外出してはならず、家を離れるときは申告し、許可証の発行を受けなければならない。病気が発覚した場合、家は立ち入り禁止となり、代表者は衛生長に報告し、報告を受けたらすみやかに医師などを率いて訪問すること、社交場や居酒屋は閉鎖する、病者や病気が疑われる者は、隔離院へ移され二〇日間の検疫を受けた後、自宅で一〇日間から一二日間の隔離をしなければならないと規定されている。

最後に、衛生に関する義務が並んでいる。屠殺は、空気の腐敗を防ぐために、街の外で行わなければならないこと、騎士身分の者は、管轄内の不潔な場所の清掃や家具の廃棄などをしなければならない、などと定められている。

このサヴォア伯領のペスト規則は当時の平均的なペスト対策が書かれている。そして、この規則は、まさに「公衆の健康」を対象としているといえるだろう。なぜならば、健康な者も病者も疑いがある者も、すべての市民がこの規則と、それを実行する衛生官の指揮の下に置かれているからだ。たとえ健康であっても、勝手に出歩いてはならないし、一日三度欠かさず祈り、断食しなければならない。毎日の点呼に参加し、異常がないかを報告しなければならない。身分が高ければ、慈善や清掃の義務が課されることになる。

フーコーはペストから生まれる隔離という方法が、それまでハンセン病者へ使われてきた追放という措置と、大きく異なっていると指摘している（フーコー 二〇〇二）。追放においては、病者とされた者を都市の外へ追い出し、都市内には健康な者だけが留まるというように、「一方と他方に区分する二元論的で集団的な分割」がなされた。ペストにおいては二分割ではなく、都市内のすべての人が統治の対象となる。「狩り出すことではなく、一人ひとりに場所を与え、それを指定して、その場所にいるかどうかを隅々まで監査」すること。都市においても病院内部においても、空間は細かく分割され人々はそれぞれが固定した場所に振り分けられる。名前や住所から細かい行動までもが記録され伝達される。「権力は、階層秩序的な連続した図柄をもとに一様に行使され、たえず各人は標定され検査されて、生存者・病者・死者にふりわけられる」。こうしてペストによって、病者だけを問題とするのではなく、公衆の健康が問題になる次元が開かれるのである。

流行病と感染

ペストの対策として、公衆の健康が問題となるのはなぜだろうか。その理由をより明らかにするために、それまでの感染症の考え方とペストを比較してみよう。

流行病に対してエピデミー（流行病）という言葉を定着させたのは古代ギリシアの医師ヒポクラテスである。彼の時代には、病気や感染症を表すために、ノソスやロイモスといった言葉が多く使われていたようである。しかし、ヒポクラテスは同時代の文学作品でよく使われるこれらの言葉ではなく、エピデミーやエピデミオスといったそれほど使われていない言葉を選んでおり、その理由ははっきりとは分からない。

だが、エピデミーという言葉がもつ意味から、この言葉を使用した理由が推測できる。エピは「上に」を意味する。デモスは、もともと「地域、地方、故郷、国」といった意味を持っており、ヒポクラテスの時代に「人々」という意味が付け加わった。すなわち、エピデミーとは「ある特定の地域やその地域に生きる人々の間で蔓延する病」を表していることになる。ここで重要なのが、なぜある特定の地域に限定されるのか、ということであり、ヒポクラテスが流行病についてどのように理解していたのかと関連している。ヒポクラテスは、流行病の原因について次のように述べている。

病気がおこるのは、おそらくはどこか他のところからではなく、空気が体内にはいるのが多すぎるとか少なすぎるとか、いっぺんにたくさん入ってくるとか、空気が病原となるミアズマに汚染されているとかの場合に、まさにそこからおこってくる、ということである。（ヒポクラテス　一九六三）

なぜ同じ場所にいる人たちがみな次々と病にかかるのだろうか、何か共通の原因があるに違いないと考えたヒポクラテスは、その共通の原因を空気であると推察した。つまり空気が人間に敵対するような悪性の毒（ミアズマ）に汚染されているから、その空気を吸った人々が次々に病気になると考えたのである。

では空気がミアズマに汚染されるのはなぜだろうか。地底から湧き上がる場合もあるだろうし、天から降ってくることもあり、また風に乗って運ばれることもある。いずれにしても、ミアズマを含んだ空気がある特定の地域に滞留してしまうために、人々は同じ病にかかってしまう。だから対処法としては、なるべくその場所の空気を吸わないように気をつけ、できるだけその場所から遠くに逃げなければならない。このヒポクラテスの教えは、中世に「逃げよ、遠くへ、長い間」というスローガンとして定着した。

一方で、ペストは全く別の考え方を生み出した。一三四七年にヨーロッパで起きたペストのパンデミックを受けて、人々は感染が人から人へ、物から人へと感染するのだと考えるようになった。つまり感染を引き起こす何かが、人や物を媒介して、別の人へとうつっていくという考えが広まっていったのである。一三七七年、ヴェニス市では、感染地域からの船を四〇日間隔離して様子を見るという措置が始まった。四〇日を意味するQuarantineから「検疫」という言葉が生まれた。他にも通行許可証の所持義務や、隔離院の建設、衛生委員の設置など予防策が次々と生まれ、ヨーロッパ中に普及していった。

ミアズマという概念では、流行病の原因は、毒性を含む空気だと考えられたために、その空気から離れることが問題だった。しかしペストの場合に問題となるのは、人や物を管理することである。なぜならば感染は、人や物が運んでくる物によって引き起こされるからである。ミアズマが流行病であるとすれば、ペストは感染（contagion）である。感染とは、ともに（con）触れる（tagere）だけでうつることである。一六世紀になってフラカストロは次のような仮説を立てている。腐敗したフルーツを、新鮮なフルーツの隣に置くと、腐敗はとなりのフルーツにもうつる。これは空気の中にある目に見えない何かが影響を及ぼすからである。同様のことが人間たちにも起きているに違いない。この感染を引き起こすものを、フラカストロは「種」（seminaria contagium）と名付けている（フラカストロ 一八九三）。

ペストのパンデミックとともに、公衆の健康が衛生の対象とされるようになる。その理由は、ペストに侵された都市では、すべての人間が感染の種を持っている危険があるからである。ペストにおいて公衆衛生とは、この見えない種を管理することである。したがって、先にみたペスト規則のように、感染者が出た家屋を封印し、家財道具を焼き払い、屋内を消毒する必要が出てくるのである。また、毎日必ず点呼をとり、住民たちの間にあるペストの兆候を見逃さないようにしなければならない。健康であっても病者であっても、ともに公衆の健康を保つために予防に参加しなければならない、という新しい考えが誕生したのである。

人口とミツバチ

一六世紀末に公衆の健康が問題となったことには、さらに別の理由がある。それは当時の政治思想において、人口という新しい考えが生まれたことと関係している。例えばボダンの次のような言葉は、人口論の先駆けであると言われる。「臣民が多すぎること、市民が多すぎることを恐れてはならない。富も力も、人の中にしかないのだから」。なぜ市民が多い方が良いのだろうか。ボダンは述べている。「貧しい者と富める者、善良な者と邪悪な者、賢明な者と愚かな者の間に平均的な者が多く存在するのであり、臣民が手段なしに二分されることほど危険なことはない」。つまり、市民の数が少なければ、それだけ勢力が二分されてしまい、派閥の対立が起きやすく、暴動が起きやすい。しかし、市民の数が多くなると、二極化した勢力の中間にいる人々の数が増え、社会が安定する。したがって、国家の人口が多い方が良いということになる。

市民が多すぎることを恐れてはならない、とボダンが言っているのはなぜだろうか。それは、それまでの思想の中で、都市や国家の規模とそこに住む人々の比率は調和がとれていなければならないとされることが多かったからである。ボダンはこうした思想から逸脱し、人口の増加を正当化していることになる。しかし、その結果として、適度な比率を保つことによって予防できていた問題に直面しなければならないことになる。それは、人口の増加によって引き起こされる問題、すなわち浮浪者が増えること、犯罪が増えること、一言で言えば、統制がとれなくなることである。国家が繁栄するためには人口を増加する必要があるが、それにより都市に広がる悪徳や腐敗や怠惰といった問題を統治する必要が出てくる。このことについてボダンは「栄光に輝く国家は、卑しさに溢れ、あらゆる悪徳に侵されたとしても、正しく統治されなければならない」と述べている。

ではどうすれば正しく統治することができるのか。ボダンは次のように述べている。

検閲と臣民の全数調査から得られる最大かつ主要な果実の一つは、各人がどのような国家や商売に携わり、どのように人生を過ごしているかを把握できることである。それによって、ミツバチの蜜を食べるブヨを共和国から追い払い、羊の群れにいる狼のように、善良な人々の中に存在している、放浪者、怠け者、泥棒、詐欺師、売春斡旋人を追放することができる。

人口の調和というギリシア的な理想から逸脱したボダンは、人口の増加を理想としたローマの制度にならうことでこの問題を解決しようとした。それはローマの監察官制度のように、戸口調査を採用することである。一人ひとり数え上げ記録することで、税収、公共事業、軍隊、食糧など、国家が必要とする数を割り出すことができる。そして人口増加によって生まれてしまう悪徳も、追放することができるようになる。

人口を増加させつつも、それに伴う悪徳や怠惰の蔓延を防ぐために、都市の住民を把握し、列挙することで、慈善を必要とする者と、怠惰な者を区別することが必要となる。こうしてある者には援助を、ある者には追放を与えることで、都市や国家をよく統治することが目指されたのである。先のペスト規則において、慈善が義務化される一方で、浮浪者が追放されていたが、それは国家の繁栄という観点から選別されていた、と読みとることもできるだろう。

ここで国家が「公衆の健康」を気にかける理由が明らかになる。それはボダンが言うように、人々が増加することは国力となるが、ただ単に人間が増加するだけではなく、ブヨを追い払いながらミツバチを増やすことが問題だということである。つまり質をともなった量の増加が求められていたということだ。フーコーは、これらの政治思想について次のように述べている。

諸個人の、ただ生きるというよりましに生きるということとしての至福こそ、いわば天引きされて国家にとって有用なものへと構成されるべきとされる。（フーコー　二〇〇七）

主権者が人々を気にかけるのは、彼らが良く生きていることが国家にとって有用だからである。人々は活動することによって「真の臣民」になることができる。

こうして一六世紀末には、国家は人々の質や健康を気にかけるようになる。個別に調査し記録し、ミツバチとブヨを選別する。一八世紀になると、フランスでは「ポリス」と呼ばれる制度が整備され、人々への配慮をより網羅的に行うようになる。ポリスとは警察の意味ではなく、「良い国家秩序を維持しつつ国力を増強しうる手段の総体」であり、人々をブヨではなくミツバチになるように指導する組織的な働きかけである。そして、同時代に公衆衛生学という新しい考えが登場することによって、新たな「公衆の健康」の次元が開かれていくことになる。

2 衛生学の誕生

一八世紀末に公刊され、公衆衛生学の起源とされることの多いヨハン・ペーター・フランクの『完全な医事警察の体系』には、次のように書かれている。

国家の一般的な健康状態は、市民個人の身体のように、それぞれ特有の条件や頑固な病気がある。改善するためには英雄的な手段が必要であり、臆病になって仕事に取りかかったり、弱気な医師の憂鬱な予感を気にしすぎたりするのは、時間の大きな損失である。このような勇気ある努力は、ドイツのある地方ではおそらく批判を免れないだろうが、私はパリのポリス規則にその例を見つけた。数世紀にわたって、この巨大な都市のポリス当局の賢明な配慮は細部にまで及んでおり、有益な秩序は、そこで生まれた多くのポリス規則の価値を裏付けている。私はこれらの規則から多大な利益を得たので、このような規則をより詳しく、適切な場所で紹介することで、同胞の役に立ちたいと願っている。（フランク　一九七六）

このフランクの言葉には、重要な点が二つ含まれている。一つは、これまで見てきたものとは異なる「公衆の健康」が誕生しているということが読みとれるということである。というのもフランクは、国家の一般的な健康状態を語っているからである。もう一つは、その公衆の健康をコントロールするためには、ポリス規則が必要だと考えていることである。この二つの点について、順を追って見ていくことにしよう。

公衆衛生学とは何か

まずは、先ほどフランクが述べていた国家一般の健康状態という、新しい「公衆の健康」の次元が何を意味しているのか、見ていこう。この新しい考えは、「公衆衛生学」が誕生したことと関係している。そこでまずは、公衆衛生学とは何か見ていくことにしよう。

衛生 hygiène とは、健康を意味するギリシア語から派生した言葉で、一六世紀の医師パレによって使われたのがおそらく初出である。パレは医学の三区分として、生理学、衛生学、治療学をあげ、それぞれ、自然的要素、非自然的要素、反自然的要素を対応させている。衛生学は非自然的要素に対応し、健康を維持する医学の一分野と位置付けてられている。

衛生学という形で医学の中に組み入れられるのは、一八世紀末になる。当時のフランス医学界では病院改革が始まり、観念的な医学から実践的な医学への移行が試みられていた。大学には「衛生学」が新設されることになり、最初の衛生学教授としてアレが任命された。アレは、これから開講する衛生学の概要を『医事百科事典』の中で次のように素描している（アレ 一七九八）。

これまで、衛生には大きな関心が寄せられてこなかった。その理由は、人々が健康に気を払わず、もっぱら病気になったときに治療することだけを考えてきたからである。また、政府も、人間の身体や道徳を完成させることよりも、人間の悪徳や欠点を防ぐことにのみ注意を向けてきたからである。

物理学や化学が近年急速に発達したのは実証的なアプローチが確立されたからだが、医学もまた同様の革命を始めるためには、実証的な研究に基づく衛生学から始めなければならない、と述べている。

アレは、衛生学を健康の維持を目的とする医学の一部であると定義づけ、治療学を比較しながら、衛生学は健康な人に関するもの、治療学は病気の人に関するものであると区別する。そして衛生学の主題、問題、手段を次のように定義する。

衛生学の主題は、健康な人間に関する知識であり、気候や場所、生活様式や、人間の年齢、性別、気質などに関する知識を含んでいる。

衛生の問題は、非自然的要素が人間に与える影響についての知識である。すなわち①「人間をとりかこむもの（シルクムフザ）」には、空気や土地、居住環境が含まれる。②「身体の表面にかかわるもの（アプリカータ）」には、衣服や化粧、入浴や香水などが含まれる。③「身体にとりこまれるもの（インジェスタ）」には、食事と飲料が含まれる。④「身体の外に排出されるもの（エクスクレタ）」には、排泄、嘔吐、瀉血などが含まれる。⑤「筋肉や器官の運動から生じる機能（ジェスタ）」には、就寝、起床、休息などが含まれる。⑥「印象の機能（ペルチェプタ）」には、感覚や精神などが含まれる。

最後に衛生の手段として、人間の保全のために、どの程度非自然的要素の使用を制限すべきかを決定する規則がある。手段は二つの領域に分かれる。集合としての人間の保全のための規則は公衆衛生、個人の保全のための規則は私的衛生である。すなわち非自然的要素のうち、例えば気候や、都市設計、建造物の構造、習慣や生活様式のように人々に共通している場合や、法律や道徳など、共通な事柄が問題になるとき、健康の保護の問題は公衆衛生の領域に入ることになる。
ここには、人間を作り変えることが可能であるという思想が見られる。住居の作りを変えることで人間は健康にも病気にもなる。食事の仕方、睡眠の仕方、習俗や法律を変えることでも、同じように変化が起きる。人間は外部からの影響によっていかようにも変化するという思想である。同時代に、医師であり哲学者であったカバニスは次のように述べている。

われわれは、奇妙にも、動物の種族をより美しくより好ましいものに変える方法に従事してきた。植物を有用に心地良いものに変えてきた。馬や犬を何度も改良し、多くの方法で、果実と花を移植したり、接ぎ木したり、加工してきた。そうであれば、人間という種を完全に無視してきたことは、どれだけ恥ずべきことなのだろうか。（カバニス 一八二四）

動物や植物を品種改良してきたように、人間も改良することができるということである。しかし、カバニスが言いたいのは、人間の優秀な種だけを残し、そうでない種は淘汰すべき、などということではない。カバニスが言いたいのは、人間はその周りの環境を変化させることによって、今よりも強く健康になることができるということである。カバニスは家畜の例を出してこう述べている。馬、犬、牛などの「身長や、四肢の形や顔つき、一言で言えば外見は、明らかに、動物を産み出した土地や、彼らが受け取る日常の印象、それらが送っている生活様式、そして特に自然が彼らに与える食物に依存している」。動物の身体的特徴は環境に依存している。だとすれば環境を変化させることは、身体の改良にもつながることになる。例えば食生活を変化させることによって、健康にも病気にもなる。だとすれば、健康に好ましい食習慣を知り実践することで、人間は長生きできるようになるということである。そして寿命がのびるという変化は、後世にも影響を及ぼすことで、やがて人間の種そのものもまた変化することになるだろう、とカバニスは述べている。

一七七六年にフランス医学アカデミーが創設されるが、環境が人間に与える影響を測定することが大きな使命であった。医学アカデミーは、フランス全土、および国外の会員に対して、定期的に環境にかんするデータを測定し、アカデミー本部へその結果を報告するよう呼びかけた。医学アカデミーはそのデータを分析し、人間にとって好ましい環境と、危険な環境を明確にすることを目指していた。

先ほど引用したフランクもまた次のように述べている。「勤勉さと芸術によって、時には国全体でその品種を改良することを学んだ他の動物に対する実験よりも、動物のような人間に対する実験の方が成功率が低いことがあるはずがない」。では、人間に対して何をするべきなのか。それは環境が人間に与える影響を調べることである、とフランクは次のように提案している。

博愛主義の医師は、最も小さな村の性質、状況、状態、病気とその原因、男女の比率、さまざまな階級の人間の比率を調査し、出生と死亡の比率を計算し、そうして各地域の地理学のようなものを作成すべきである。この地理学は、生と死の境界線、危険な湖の幅と長さ、単なる無知のために何千人もが命を落とした岩礁の間の最も安全な航路を示すだろう。個々人を救うことは、市民の血を犠牲にして地方を征服することよりも偉大な行為と見なされなければならない。あらゆる障害、特に公共の福祉を侵害するものは、あらゆる可能な方法で取り除かれ、それによって公共の安全が積極的に回復されなければならない。

危険な環境を特定することで、人々にその危険から遠ざかることを教え、公共に危害を及ぼす障害を可能な限り取り除くことによって、人間の健康を回復すること。人間そのものに働きかけるのではなく、人間の周囲に働きかけることによって健康を保護すること、それこそが公衆衛生学の使命だったのである。

墓地と予防接種

人間が環境によって健康にも病気にもなるということが何を意味しているだろうか。それは、もはや健康や病気が個人だけの問題ではないということである。人びとを病気にする環境があるとして、それは個人のレベルで解決できる問題ではない。そうした環境の改善は共同体のレベルで介入すべき問題としてとらえられるようになる。フーコーはこのことを指摘しつつも、国家や行政が均質的に介入したということではないと、次のように述べている。

疾病政策は、縦の主導権の結果と言うよりは、一八世紀において、多様な起源と方向づけをもつ問題として現れてきたのである。皆の健康が、皆のための急務として。住民の健康が全員の目標とし

て。(フーコー 二〇〇〇)

つまり、次に見ていくポリスのような行政レベルでの介入が強くなったことはもちろんであるが、それ以外のさまざまな共同体で、健康と病が引き受けなければならない問題として浮上したということである。

例えば、健康に関する出版物が増えたことは一八世紀の特徴である。『ガゼット・ド・サンテ』と名付けられた健康情報を伝える雑誌は一七七三年に創刊された。その創刊の言葉には次のように書かれている。「人類という種を破壊する病原体」に対して、多くの予防策が存在しているが、今はまだごくわずかな人々の手に止まっている。高名な医師たちが、人々を救おうという愛国的な配慮から、一般向けの著作を発表し始めている。本誌は、健康を維持・回復する手段について、彼らをはじめとする世界の医師たちと連絡をとりながら、医学や研究、治療技術の進歩や発見について、一般市民に広く伝えるために創刊された、と。

この言葉にあるように、一八世紀には、家庭向けの医学書が多数出版され、健康増進法について啓蒙的な発信を行うようになっていた。例えば、体を動かさないことは病気のもとであるから、なるべく馬車を使わずに歩くことが推奨された。毎日の散歩が推奨され、新鮮な空気を吸うよう努めること、食生活に気をつけること、入浴や水浴びをすること、結婚すべき年齢に配慮することなどが説かれた。すなわち、人々が生活習慣を変化させることで、病になることが予防できることが一般に広められたのである。こうした啓蒙活動の結果、人びとは次第に病気が予防可能であるという考えをもつようになった。

健康への関心が高まるのと同時に、都市内部の伝染病の温床が次々に批判されるようになった。墓地、監獄、病院、屠殺場などである。都市内部の不衛生なもの、特に腐敗物質の除去の必要性が認識され、腐敗物質は監獄熱などの恐ろしい感染症も引き起こすと厳しい非難を浴びることになる。この腐敗物質とはミアズマ（瘴気）のことであり、病気の人間や動物だけではなく、健康な人間の息にも含まれていると考えられていた。科学アカデミーが危険な施設を測定し、危険性が指摘された施設は廃棄された。一八世紀末には、危険な施設は次々と取り壊され、新設されるか、郊外への移転が行われた。

こうした思考は、病院改革と関連する新しい医学、実証的な知に支えられていた。例えば、イノサン墓地を調べたカデ・ド・ヴォーは、最新鋭の機器ユーディオメーターを携えて、ミアズマの漂う地下へと降りていった。彼によれば、墓地の地下では、見たこともない危険な数値が測定されたという（ただし、この数年後には、医学アカデミーはユーディオメーターの有効性を否定している）。

一八世紀に、健康や病気を個人の問題ではなく共同体の問題として引き受けたもう一つの事例は、人痘接種によって天然痘を克服できる望みが出てきたことと関係している。人痘接種は、人から人へと弱毒性と思われる天然痘を人為的に罹患させる、ヨーロッパには馴染みのない方法だった。一七世紀に、イギリス大使がトルコで伝統的に行われていた方法をイギリスに持ち帰って紹介したことがきっかけとなってヨーロッパに導入された。

イギリスやフランスで大きな議論が巻き起こった。というのも天然痘そのものを罹患させるので、死亡例が少なからず存在したし、またパンデミックの引き金になるのではないかという懸念があったからである。にもかかわらず、パリ大学医学部は、人痘接種を許可するという判定を下した。その根拠となったのは、次のような統計的な思考だった。ある地区の住民を三〇〇人ずつに分割したとする。このうち生涯で天然痘にかかるのは三分の二であるから、二〇〇人が天然痘にかかる。そのうち死亡するのは一〇分の一なので、二〇人が死亡することになる。一方、種痘接種で死亡するのは一人以下である。つまり三〇〇人ずつのグループで、天然痘で死亡するのは二〇人、種痘接種で死亡するのは一人以下であるから、天然痘は種痘接種よりも一九倍の危険がある。このように説得するプティは次のことも付け加えている。「三歳以下の子どもの死は、四〇歳の男の死と同じだけの悲しみを呼び起こす力はない。子どもの死は社会という観点から見れば感じとれるほどの喪失というほどではない。しかし後者は、妻から唯一の支えだった夫を奪い取り、共和国から、国を啓蒙する天才を奪い取り、国に仕える良き市民を奪い取り、繁栄をもたらす国王を奪い取る」(プティ 一七七六)。ただ多くの人が助かるというだけではない。国家にとって有用な人間を多く助けることができるというのが正当化の理由だったのである。

ポリスと衛生

ここまで見てきたように、一八世紀には個人の健康は、共同体が引き受けるべき問題として構成されていた。では、先ほどのフランクの引用で、公衆の健康をコントロールするためにはポリス規則が必要であると述べていた点に移ろう。ポリスとは何だろうか。

フランスでは一六六七年の王令によって、パリにポリス代官という役職が設置された。ポリスは、都市に生じるあらゆる騒乱を未然に防ぐことを目的としていた。したがって、彼らが管理していたのは、健康、食糧、職業、道路、演劇や遊戯、貧民に至るまで、都市や都市住民のあらゆる面に及んでいた。ところで、先ほどフランクは「ドイツでは批判をまぬがれないだろう」と述べていた。その理由はおそらく二つある。一つは、ポリス代官が密偵を雇い、日常生活のあらゆることを秘密裏に嗅ぎまわっていたからである。もう一つは、ポリスは司法省ではなく内務省に属しており、独自の裁判所をもっていたことである。ポリスの使命は騒乱を未然に防ぐことであったため、事件を迅速に処理する必要があった。したがって、簡易的な裁判を行い、ときに裁判をしないで、人びとを拘束し監禁することができた。

ポリスは、日常に干渉するために批判を免れない。しかし、フランクは日常の細かな管理が公衆の健康を保護するためには必要であると述べている。というのも人々は、パンデミックにならなければ公衆衛生に目を向けないが、それは「村が火事になったときに修理や整備をしなければならない消防車のようなもの」である。本来、公衆衛生がすべき仕事は、火事を起こさないようにすることであるから、日常の監視や管理が必要になる。だがそれは自由を侵害することではない、とフランクは次のように述べている。「医療ポリスのこのような仕事とその他の仕事には、共同体における自由を侵害したり、良識ある市民を法を与える当局の奴隷にしたりするようなものは何もない。彼らはただ彼の世話をし、いわば、彼らが自分自身を大怪我させる可能性のあるナイフを子どもたちから取り上げるだけなのだ」。

全六巻にわたるフランクの『完全な医事警察の体系』には、結婚、出産、授乳など生殖に関することや、食生活、娯楽、建物について、事故の防止や、安全な埋葬方法、医療従事者の規則に至るまで、日常の細々としたことへの配慮が書かれている。一方で、感染症の予防は、最終巻の最後に補足として数ページ書かれているだけである。すなわち、感染症の予防は公衆衛生の中で、パンデミックのような局所的な問題への対処ではなくなり、日常の管理によって防ぐべき問題に移ったのである。

フランスでは、ド・ラ・サルトが『医事百科事典』に「公衆医学」という項目を執筆し医療ポリスを論じている（ド・ラ・サルト 一八一六）。ド・ラ・サルトによれば、公衆医学は社会の要求に応える医学であり、二つの領域がある。法制度の中で医師の助けが必要な場合には法医学の領域であり、伝染病対策のように法制度の外で医師の助けが必要な場合には、公衆衛生の領域になると一般的には考えられる。しかし、両者をはっきりと区別するのは難しい場合がある。例えば不衛生な作業場や工場の閉鎖は、裁判所が決定する事項であるから法医学の領域に入るが、伝染病対策であることを考えると公衆衛生の領域であるとも言える。

そこで、ド・ラ・サルトは次のように言い換えることを提案している。すなわち医療ポリスと衛生ポリスという区別である。医療ポリスは、医師の能力を十分に保証することを目的とした医療行政で、衛生ポリスは、外部環境や人間自身の状態、活動、情熱から生じるあらゆる障害や疾病の原因から、社会を保護することを意図している。そして、衛生ポリスは、主に二つの原因について取り締まると述べている。大気の形で外部に作用する原因と、吸引または摂取によって生体に浸透する原因である。大気については、ミアズマや毒気の管理や規制であり、沼地や池の排水、水の導水、住居の清潔さ、病院、刑務所、墓地、不衛生な作業場、伝染病、風土病、疫病などの予防を目指す。吸引や摂取については、水、食品、その品質、選択、変質、不純物などに関するもので、市場の取り締まり、肉屋、ワイン商、豚肉商の監督などが含まれる。

ところで、前節で見たように、ポリスとは単に人間に悪影響を及ぼす外部原因を取り除くだけの仕事ではない。ポリスには目的がある。それは都市に生きる人々を善き生へと導くということである。最もよく参照されるテキストである、ドラマールによる『ポリス概論』の冒頭には次のように書かれている（ドラマール 一七二二）。心地よく平穏な生活が社会の第一の目標である。しかし自尊心や他の情念に阻害され、不和が起きる。この状態を改善するため「精神を照らし、意志を矯正し、事物を秩序にしたがって整理」しなければならない。ポリスの第一の目標は、配慮によって善き生を導くことである。そのために役立つのは宗教と良俗である、と。すなわち宗教と道徳を保護し普及することで自尊心が抑制され、善き生が導かれる。ポリスは人々の日常生活すべてを統制するが、あくまでも人々の善き生を軸として、監視統制する仕組みなのである。

ド・ラ・サルトもまた次のように述べている。「配慮は、教育や風紀にさえも払われる。例えば、祭りや演劇、あらゆる種類の印象や知的な行為は、大衆に大きな影響を与えることもできれば、軽薄な享楽を好み、道徳を堕落させ、思索的な静寂と狂信的な激動によって、大衆を活動的で勤勉な生活から遠ざけることもできる」。すなわち、衛生ポリスは人々の健康を気にかけるが、その配慮の中には、依然としてブヨにならないことも含まれているのである。

人間の改良

ここまで、一八世紀末における衛生学の誕生と、公衆の健康について見てきた。一六世紀の公衆の健康の問題が、住民全員の健康状態であったとすると、一八世紀には、新たに二つの側面が加わったように思われる。

一つは衛生学とともに、人間たちのみならず、人間の周りにある環境からの影響が問題とされたことである。環境と人間の関係は、例えば「沼地の人間は病気にかかりやすい」といったような形で把握される。これは、都市部の数値と、沼地の数値を比較し、何が人間の身体に悪影響を及ぼすのかを洗い出そうとする知識である。公衆衛生学は、環境を変化させることによって、人間を変化させようと試みる。

もう一つは、予防接種とともに問題とされる「人口」という側面である。人口と個々人の関係は「予防接種を受けた方が、死亡率が低い」などのような形で把握される。統計は、予防接種を導入すべきか、導入すべきであれば何歳で接種すべきかなどを数値の比較によって提示する。天然痘であれば、子供の死亡率が高いために、少なくとも三歳までには摂取すべきであることを推奨する。接種による死亡率は二〇〇分の一であり、パンデミックによる死亡率と比較しても相当低いために、接種は推奨される。

フーコーは一八世紀末のこうした新しい統治の思考について次のように述べている。「西洋人は、少しずつ、自分たちが生きた世界における生きた種であるということを学び始めた。身体を持ち、存在条件があるということ、生命の確率や、個人的健康と集合的健康、体力を修正できるということ、そして、それらを適正な仕方で配分できるような空間を学び始めたのである」（フーコー 一九八六）。環境との関係では、いかようにも変化するのが人間であり、統計との関係では、それぞれが固有の数値として把握されうる。公衆衛生は、統計による人口分析によって、介入すべき集団を割り出し、そうした集団に対して直接に働きかけるのではなく、彼らを取り巻く環境を変化させることで、異常な数値を、正常な数値へと変化させる。この人口の恒常性を保つことが、政府の大きな仕事に変わっていくのである。

ただし、健康や病が共同体の問題となるということは、個人には介入しないということではない。一八世紀における健康は、さまざまな共同体レベルで把握されるようになることによって、健康や病気は個々人の私的な問題ではなくなる。ポリスによる日常的な監視と統制や、医師たちによる健康への啓蒙活動のように、個々人に対する介入はますます強くなっていったのである。

3 コレラと結核

公衆衛生と公衆の健康

ここまで、一六世紀に登場した公衆の健康と、一八世紀末に登場した公衆衛生学について見てきた。一九世紀初め、この二つの言葉は明確に区別されている。例えば、一八二九年に創刊された『公衆衛生および法医学年報』では、次のように定義されている。「公衆衛生 hygiène publique とは、社会に生きる公衆の健康 santé publique を維持する技術である」。公衆衛生という技術は、公衆の健康を保護するものである。したがって、公衆衛生という言葉は、行政における公衆衛生部門や、委員会などに用いられ、衛生学者なども hygiéniste と呼ばれる。マルクは次のように述べている。

公衆衛生はより具体的には、集団の健康を維持するための原理を含み、その応用を説明する科学として理解されている。したがってその範囲は、社会を構成するすべての個人と、社会に作用する物理的作用因子にまで及ばなければならない。道徳的な行為であっても、それが物理的な影響をもたらす可能性がある限り、その範囲に含まれる。（マルク　一八三七）

一方、手段や規則には、衛生 sanitaire という用語が使われる。これは一九世紀になって作られた造語で、ラテン語で健康を意味する sanitas に由来している。例えば、黄熱病対策として一八二二年に作られた「衛生規則に関する法」にもこの言葉が使われている。他にも、衛生 salubrité という言葉が使われる。これは状態が衛生的か、不衛生なのかを指し示す時に使われる言葉で、「不衛生住宅 logement insalubre」といったような使われ方がされる。

では、保護されるべき「公衆の健康」とはいったい何だろうか。一九世紀の前半、この言葉はおもに、不特定多数の市民の健康に被害が及ぶ危険があるときに使われている。例えば、腐葉土が公衆の健康に危害をもたらすかや、工場から排出される煙が公衆の健康に被害をもたらすか、市場で取引されている食品が公衆の健康に危害をもたらすか、などの場合に公衆の健康が問題になる。

マルクは衛生委員会が対処すべき公衆の健康を脅かすものを以下の通り列挙している。①人口全体の健康に影響を及ぼす原因。土壌の性質や、産業の種類、習慣などに依存するもの。②偶発的に起きるもの。伝染病や獣疫など。③新しい産業が引き起こす不都合に関するもの。④予期せぬ出来事から生じる原因。地震、洪水、凶作など。⑤公共施設の衛生化に関すること。⑥飲食物の品質を監視すること。混入物の危険を予防すること。

マルクの分類によれば、人口の健康は公衆の健康と同じレベルの問題とされてはいない。公衆はあくまでも不特定多数の市民に危害が及ぶことに限られている。例えば、不衛生や、不調を引き起こしうる飲食物の品質に関することは公衆の健康の問題である。しかし、不特定多数以上にその危害が広くなり、土壌や法や産業などのように、環境が人間に影響を及ぼすといったような、国民全体に関係することは人口の健康の問題とされている。

メリエによる塩田の健康被害に関する調査でも同様の分類がなされている（メリエ 一八四八）。メリエは、塩田の近くの街の罹病率を比較しながら、塩田が良好な状態に維持され活動し、遊休状態にないならば、衛生的に非難されるようなことはないと述べている。しかし、塩田が放棄されると、その周囲に大きな健康被害をもたらすことがわかった。「このような状況の結果、基本的には健全で、それ自体に何の不都合のない産業が、公衆の健康にとって大きな脅威となり、多くの病気を生み出し、人口を破壊することになる」とメリエは結論づけている。

ここでもやはり人口と公衆の健康は分けられている。放棄された塩田が周囲の人間に危害をもたらすことが公衆の健康の問題である。公衆衛生が放棄された塩田を改善しなければ、次々と病気になる人間が増えていき、結果、死亡率の上昇など、人口全体に悪影響がもたらされる。

不衛生住宅と腐敗

一八五〇年には、フランスの公衆衛生の歴史において重要な、不衛生住宅の清掃に関する法が制定された。この法律において、公衆の健康と人口の健康はより強く結びつくようになる様子が見られる。不衛生住宅の清掃に関する法は、一八四九年に起きたコレラ禍に端を発している。この時、パリの人口は一〇〇万人弱で、コレラによる死亡者は二万人弱にのぼった。ロンドンの死亡率と比較すると、三倍近くになる。そして、この時最も多く被害者を出したのが、パリの南端にあるサン・マルセル地区だった。サン・マルセルは工業地帯の貧しい地区で、問題の不衛生住宅が並んでいた。コレラの高い死亡率と不衛生住宅が関連していることは、すでに一八三二年のコレラ禍の後で、ヴィレルメが統計を用いて突き止めていた。再び惨禍が繰り返されたことで、不衛生住宅の危険性が問題になったということである。

議会における法案の討論を見ると、公衆の健康と人口の衛生はより密接に結びついていることが分かる。法案を擁護しながらリアンセはこう述べている。「すべての人の健康が、人口の衛生が、衛生全体が危険に晒されている」。リアンセは、不衛生住宅が存在することによって、公衆の健康も人口の衛生も同じように危機に晒されていると言う。なぜ同じように危機にさらされるのだろうか。順を追って見ていこう。

リアンセは、不衛生住宅がコレラの原因であるとして、次のように述べている。

腐敗の永続的な発生源が、悪性の瘴気を発散させており、それが周囲に拡散されている。都市に災禍が降りかかったとき、災禍はこの巣窟の内部に恐るべき栄養源があることを見いだし、集中攻撃をするだろう。そして災禍が被害者たちを積み重ねたとき、また新たな力を得て襲いかかるのだ。

腐敗という言葉は、物が腐るという物質的な次元と退廃などの道徳的な次元の両方の意味をあわせ持つ。リアンセもこの二つの次元において、不衛生住宅を問題視している。

物質的な次元では、コレラを発生させる原因となる。家屋は物質的に腐敗を引き起こす。なぜならば、不衛生住宅には、窓が少ないため日差しが入らず湿気に満ちており、空気の循環が少ない上に大人数で居住するので、空気が腐敗すると考えられていたからである。「湿気、雨漏り、悪性で腐敗した空気が、特有の病気に至らせ、しばしば恐るべき死亡率を引き起こしている」とリアンセは危険性を指摘している。

加えて、不衛生住宅は道徳的な腐敗を引き起こす、とリアンセは指摘する。家屋とは「つねに道徳性と誠実さの指標である。それは徳が外部に表れたようなものだ。投げやり、怠慢、不衛生は、悪しき行い、不道徳、放蕩に多くの時間を費やしていることを打ち明けている」。つまり、住宅が不衛生な状態にあることは、不道徳な行いをしていることを告白しているようなものだということである。しかし、住宅を衛生的に保つことができれば、こうした退廃から抜け出すことができると、リアンセは述べる。「もし労働者が、自らの家に、楽しみだけでなく、清潔と衛生を見出したならば、彼は気に入り、そこに留まるだろう。反対に、不幸にも多くの場合こうなのだが、有毒な空気と、吐き気のする発散物があると仮定すれば、彼はそこから逃げ出し、外で気晴らしを見つけに行くであろうが、そのことがしばしば危険を招いている。絆は緩み、悪徳が促され、混乱が増殖する」。家屋が不潔であるがゆえに、労働者たちは居酒屋へ出かけ酒を飲む。このことが当時社会問題化していたアルコール中毒を増やすと共に、家族の絆が破壊されることになる。

このように不衛生住宅は病気の源泉と退廃の源泉であり、人口に危険を及ぼしている、とリアンセは主張する。「この有害な不衛生は不幸な人口を蝕んでいる。現在および将来の世代のために、人口に及ぼす悪影響を減衰させることは、社会的に重要ではないか?」では、不衛生住宅は人口にどのような危害を及ぼしているのだろうか。リアンセは次のように述べる。「見るも恐ろしいのは、全世代が壊滅し、無気力で憔悴した残骸たちが、兵役に供することもできず、ただわれわれの巨大都市の中心に、変質した類と退化した種を伝播させていることである」。

一八世紀末に、すでにフランクが、人々が退化しており、食い止めるために公衆衛生が必要であると指摘していた。一九世紀半ばになると、労働者たちが退化しているという言説が数多く見られるようになる。ヘンリー・ロバーツは『労働者階級の住宅』において次のように述べている(ロバーツ一八五〇)。「労働者階級が住んでいる通常の下宿屋のほぼすべてで、彼らの精神的そして身体的退化の状態が見られる」。そして「これらの下宿屋の多くはまさに悪徳と犯罪の温床であると描写してもいい」。若い労働者はロンドンに着くやいなや悪徳に染まり「社会のペストにまで至る。病と貧困を通じて早すぎる死に追いやられるか、故郷の法によって自由を奪われるかのどちらかになる」、と。ロバーツの中で、悪徳と犯罪の温床は、病の温床の比喩ではない。病に倒れるか、犯罪に手を染めるかは、不衛生住宅がもたらす二つの可能な結果である。

住居の不衛生は、窓が少ない湿気が多いなどの住居の条件によってもたらされることもある。家賃が安いなど、低賃金で働く労働者にとってそのような住居に住むことは仕方がないという側面がある。一方で、清掃をしない、洗濯をしないといった怠惰や無気力の兆候も表している。その無気力は退化の表れであり、退化は労働者階級に広まり、人口全体に悪影響を及ぼしている。このように言われるとき、公衆の健康と人口の衛生は重なり合う。住居の衛生を問題にすることは、コレラの伝播を予防することでもあるが、退化を伝播させないことでもあるからだ。そのためには、清掃を義務づけるとともに、労働者の雇用条件や労働環境も問題になるし、怠惰や悪徳などの精神的な次元も問題になる。公衆衛生はより包括的になるとともに、公衆の健康の概念もまた拡大していくことになる。

避けうる病

一九世紀末になると、「公衆の健康」という概念はさらにその範囲を拡張していくことになる。なぜそのような変化が起きたのだろうか。

その理由のひとつは、人口そのものが問題視されるようになることによって、公衆の健康と人口問題が深く結びつくからである。一八八〇年代に入ると、フランスの出生率は急激に下降をはじめる。公衆衛生の普及によって死亡率も低下していくのだが、出生率の低下を上回ることができず、人口は横ばいのまま停滞し続けることになる。『公衆衛生概説』においてクルモンは危機の原因を、低すぎる出生率と高すぎる死亡率だと述べている（クルモン 一九一四）。ただし、フランスとイギリスは、同じように出生率が低下しているにも関わらず、イギリスの人口は増加し、フランスだけが人口の停滞を招いている。だとすれば、問題はフランスの高すぎる死亡率ということになる。では、なぜフランスの死亡率が高く、イギリスの死亡率が低いのだろうか。クルモンによれば、その理由は、フランスには包括的な公衆衛生法がないという点にある。

フランスの公衆衛生法は一九世紀末から約二〇年の審議を経て一九〇二年に制定される。この法の企図には、クルモンが言う人口減少を食い止めるという使命が込められている。ラングレが議会に提出した公衆衛生法案には、次のように書かれている（ラングレ 一八九三）。「一八七五年から一八八七年までの一三年間に、一四万一六四八人の兵士が腸チフスにかかり、そのうち二万一一一六人が死亡した。一八七〇年の戦争では、二万三四〇〇人のフランス兵が天然痘で死亡した！ 再接種はまだ義務化されていなかった。一八七六年、若い兵士の入隊時に天然痘の予防接種が義務化され、天然痘患者はそれ以来減り続け、一八九一年にはフランス軍全体でわずか一〇五人、死者はわずか三人にまで減少した。この数字は、立法者の介入を正当化するのに十分な数字ではないだろうか」。ラングレによれば、公共の利益を守るために、国家が個人の自由に介入することは、時に必要なことである。国防に関しては普遍的に受け入れられているこの原則は、公衆衛生に関しては未だ受け入れられていない。産業の発展にともない人口が自然に増加している状況であれば、国家はただ弱者を助けるだけで良いのかもしれない。「しかし、不幸なことに、現在はそのような状況ではない。出生率は下がり続け、病気は猛威をふるっている」。

高すぎる死亡率を下げることで人口問題を解決するという使命が公衆衛生に課せられるようになる。ブルアルデルは「避けうる病」という論文において、次のように書いている。「毎年、三万人以上のフランス人が予防可能な病気で亡くなっている。このうち五分の四は三〇歳未満の若者、つまりまだ生殖年齢に達していない、あるいはその途中にある男性である。この死亡率をなくすために必要な対策は、あえて言うならば、簡単であると言いたい」(ブルアルデル 一八九一)。ブルアルデルによれば、天然痘と腸チフスは避けうる病である。天然痘は推計によれば毎年一万人以上が死亡しているが、ワクチンの再接種を義務化することで防ぐことができる。腸チフスは毎年二万人以上が死亡しているが、その原因は水質汚染である。したがって対策としては、汚染水の使用を禁止することであり、そのためには市町村や県に、水質管理や汚染水を禁止しうる公衆衛生上の強い権限が必要である。ブルアルデルは、審議中の公衆衛生法にこの二点が加えられることを望んでいる。

ブルアルデルが避けうる病によって若者たちが亡くなっていることを強調するのは、公衆衛生が人口減少の問題に直接関わることを示唆するためである。公衆の健康を維持することは、死亡率を下げるとともに、生殖可能な若者たちの死亡者数を減らすことで、出生率の向上に寄与するということである。

経済的な損益計算を行い公衆衛生を正当化する言説も多く見られるようになる。例えば第二回国際衛生会議におけるチャドウィックの講演は次のようなものだった。毎年避けうる病で死亡するのは一二万人である。一人あたりの労働者の平均価値は一五九ポンドだから、損失の総額はこの二つの数字を掛け合わせて一九〇〇万ポンドになる。一方で、公衆衛生に必要な予算は一五〇〇万ポンドである。したがって、病の予防をしないことで、国は毎年四〇〇万ポンドを失うのである。レイユは、結核に関するドイツ政府の計算を紹介している。それによれば、肺結核で死亡する一五歳から六〇歳までの患者九万人のうち、一万二〇〇〇人を治療し、九〇〇〇人の健康状態が向上し、その後三年間仕事を続けることができたとする。治療費や諸費用を差し引いても、利益は七八〇万マルクに登る。したがって、国家が結核患者の治療をすることにはあらゆる面で利点がある、とレイユは述べている。

こうした人口を労働力に換算し損益計算を行う議論は、一八世紀の人痘接種論争で展開されていた。プティは、たとえ少数の子供が接種の結果死亡するとしても、労働力として計算できる大人が天然痘の脅威から免れることは国家にとって望ましいという観点から予防接種を肯定していた。一九世紀はこの予防接種をめぐる議論が、公衆の健康一般に拡張されている。公衆の健康を保護することは、労働力として、兵士として、出産の担い手として、質の良い人口を増加させるので、国家にとって有益であると見なされていたのである。

公衆衛生の変化

公衆の健康概念が拡張する二つ目の理由は、公衆衛生の思想、制度、実践に大きな変化があったことに関連する。

まずは制度の変化から見ていこう。公衆衛生法が議会で審議されるにつれ、フランスの公衆衛生制度を見直すべきだという主張が多く出されるようになる。一八八三年、マルタンは「公衆の健康に関する部局（Direction de la santé publique）」を新設すべきだと訴えている（マルタン 一八八三）。マルタンによれば、パリの腸チフスの流行に対して、既存の公衆衛生制度では、遅きに失した不十分な予防措置しか講じることができなかったために、そのような議論があちこちで行われるようになったという。遅きに逸したというのは、医師たちが腸チフスの流行の兆しを医師会に報告したにも関わらず、二カ月後にようやく予防マニュアルができあがったという出来事を指している。マルタンは、こうした遅れが生じるのは、制度全体が公衆衛生の専門家に委ねられておらず、また、公衆衛生に関連する行政サービスが、さまざまな部署に散在していることによると分析している。

マルタンは「近年成立した、特定のカテゴリーの児童、病人、個人に対する援助や保護を目的としたさまざまな法律が、その執行に大きな困難を来しているのは、何よりも、このように同じ種類の行政サービスが散在していることに起因していることを認めない者はいない」と述べている。その一つの例が、乳児の保護を目的としたルーセル法だ。ルーセル法は、二歳未満の子供を乳母に預けるときに、親と乳母の届出と、乳母の健康証明書の提出を義務づける法である。「ルーセル法のきわめて有益で愛国的な目的とは何か。一時的に家を離れている幼い子供たちの生命と健康を守ることである。人命の保護は、その性質上、何よりも科学的、医学的な使命である」とマルタンは述べる。すなわち、公衆の健康に関する部局を作ろうという試みは、人々の健康を保護するという同じ目的をもった法や制度を、体系的で専門的な行政組織として改革しようという試みであり、従前の公衆衛生より幅広い領域をカバーしようという試みである。これまでの公衆衛生は、感染症の予防や、食品の安全や、環境の安全といったように、それぞれが限定的な問題であり、それを担当する部署もまた各省庁に分散されていた。そうした「公衆衛生」に対して、「公衆の健康を保護する」という目的をもつ、ひとつの制度として統一したいということである。

こうして「公衆の健康」を要として関連する法規や制度が統一されるべきであるという考えが登場

する。その枠組みにおいて、これまで公衆衛生と呼ばれていたものは「公衆の健康」の領域に吸収され統合されなければならない。一九〇二年に公衆衛生法が制定されるが、すぐに不十分であるとの批判がなされるようになる。例えばローランは、性病やアルコール中毒の予防策が全く含まれていないことを嘆いている。さまざまな健康問題が公衆衛生の範疇に組み入れられるのは、二〇世紀以降に本格化していくことになる。

細菌と土壌

公衆衛生の制度面での変化に加えて、公衆衛生の思想そのものの変化が起きることになる。その原因は、細菌という概念が登場したことによる。「細菌」という言葉は、一八七八年に作られた。セディヨとリトレは、パスツールが発見したワインの発酵を行う無数の微細な生物に対して、「小さな(mikros)」「生物(bios)」という意味で、「細菌(microbe)」という言葉を採用した。

細菌の時代の公衆衛生にとって、感染症との闘いは二つの側面から行われていた。一つは細菌の種子(graine)そのものを攻撃すること。もう一つは細菌が育たない土壌=体質(terrain)をつくることである。

パリでは、消毒液もしくは高温のスチームを壁や床、天井、カーペットやベッドに吹き付けるというサービスが開始された。一九〇四年、アンリ・モノーは、消毒サービスが増加するにつれて、伝染病の死亡率が下がっていることを統計的に示し「消毒数が多くなればなるほど、死亡数が減少していることは一目見れば明らかである」と述べている。

しかし細菌に対して消毒するだけでは十分ではなく、その細菌の育たない土壌＝体質をつくることを目指さなければならないとも考えられていた。クルモンは次のように述べている。本来、人間には抵抗力が備わっており、健康な人間は結核に対抗する力が備わっている。しかし一定の条件があると、細菌への抵抗力が弱まったしまうために結核やチフスに罹ってしまうことになる。その一定の条件というのは、例えば換気が十分ではない、日光が入らないなどの不衛生住宅の影響がある。さらに栄養不足や、働き過ぎ、貧窮、アルコール中毒という要因もあり、これらの影響があると、結核は簡単に発達してしまう。同様に、ブルアルデルも、コレラ菌を消滅させることはできなくとも、我々は自身の衛生と家屋の衛生を改善し、コレラ菌が取り付くことができる環境を改善することはできると述べている。

すべてのコレラ菌や結核菌を消毒しきることはできないとしても、コレラや結核に対して無力だというわけではない。自身の健康に気をつけることや、自身の周囲の環境を衛生的に保つことで、感染を予防することができるからである。例えば箒で家屋を掃除すれば、結核菌が舞い散りかえって危険を増やすことになるから、掃除は水拭きで行わなければならない。痰や唾を好きなところに吐くこともまた感染の危険を広げることになるから、そうした習慣は止めるべきである。こうして、一人ひとりの振る舞いが感染予防にとって問題になるにつれて、衛生教育が重要になっていく。

一八世紀末に、アレは私的衛生と公衆衛生の領域を厳密に区分したのだったが、一九世紀末になると公共性の観点から区別することは難しくなる。私が健康に気をつけるということは、感染症を予防することになるからだ。ブルアルデルは「衛生の世界では、すべての人間は、その隣人と連帯している。都市の中にあって、衛生の法を無視することは、国家全体にとっての脅威である」と述べている（ブルアルデル　一八八五）。かつて感染の危険は、公共の施設や、下水道、沼地や、不衛生住宅などの、瘴気の発生源、感染症の温床であると考えられてきた。しかし、細菌とともに、不勉強や、不注意、怠惰といった個人の行為にも同じように直接的な危険性が見出されるようになるのである。

結核と規律

このことをよく表す感染症が結核である。結核は世間では不治の病として恐れられていたが、衛生学者たちは、少なくとも社会で生活できる程度には回復できると考えていた。とはいえ特効薬があるわけではない。ベルリンで開催された結核に関する国際会議で、結核の治療には、自然治癒を用いること、そしてそのためにはサナトリウムが不可欠であることが確認された。この国際会議に出席したブルアルデルは、次のように報告している。「会議では、サナトリウムが、形式面よりも原理的な面において、結核の予防と治癒の両面において、第一原因であること、つまり、自然治癒の努力がその上に築かれなければならない揺るぎない基礎であることを立証するために、多くの研究が捧げられた」。レイユもまた次のように述べている。「自然治癒は、強い体質と抵抗力のある気質を持つ結核患者を回復に導いてきた。このことは、結核と闘う患者の基本的な要素は、患者の体質の強固さと患者の気質の活動性だということである」（レイユ　一八九八）。すなわち、結核菌が種だとすれば、その種が入り込む隙がない強固な土壌＝体質をつくることが重要だということである。こうして、食事、運動、睡眠といった私的衛生が、結核菌との戦いにおいて最も重要な予防策として考えられるようになったのである。

ところで、サナトリウムは治療のみならず予防もその役割として引き受けている。この予防にはいくつかの意味がある。まず結核患者をサナトリウムに受け入れることで、社会から引き離し、他の人々に感染させることを防ぐという意味がある。次にサナトリウムは発熱したり衰弱したりした人々も受け入れていた。彼らは結核患者ではないとしても、結核にかかりやすい傾向をもつ人（tubercu-lisable）であり、サナトリウムに受け入れ健康的で予防的な生活を送ることで、結核患者になることを防ぐという効果があった。最後に、サナトリウムは「患者には結核の治し方を、家族には結核を避ける方法を教える」という衛生教育を行う場所でもある。結核患者やその家族に、注意すべき点などを教育することで、それ以上の感染の拡大を予防するという効果があった。

ではサナトリウムではどのようにして自然治癒を行うのか。レイユは述べている。「結核患者を治すために何を与えるべきか。新たな力を与え、組織を活性化させなければならない。その方法は何だろうか。それは昼から夜に至るまで連続し調節された通気であり、精力的な食事、長時間の休息と睡眠である」。すなわち、空気療法、食事療法、休息である。レイユによれば、空気療法は、朝の五時半に起床とともに始まり、九時までのあいだデッキチェアにいることが義務づけられている。正午から夕方の五時までは、日差しが強く暑いために義務ではなく任意となっている。夕方の五時半から九時まで、庭のテントの下での空気療法が義務づけられている。

イギリスのサットンのサナトリウムで勤めていたワットは、運動療法を取り入れている（ワット一九二〇）。結核の症状が軽減してきたら、一〇分の散歩から始める。様子を見ながら徐々に時間を伸ばしていき、一日に六マイル以上歩けるようになったら、二時間の簡単な肉体労働へ移行する。様子を見ながら、肉体労働の時間を伸ばしたり、よりきつい肉体労働へ移行する。そして、その肉体労働は衛生教育的価値を持つ。「大半の公立療養所では、一定量の室内清掃作業が、卒業労働の段階に達した患者によって行われている。このような作業は、埃を立てないようにするために、棚の水拭きや床の水拭きなど、患者にとって教育的価値のあるものに限定すべきである」。埃をたてると、その中に含まれているかもしれない結核菌が飛散し、周囲に危険を及ぼす恐れがある。したがって、必ず水拭きをするという習慣をつけることは、治療であるとともに教育でもあった。

なぜサナトリウムは患者たちに教育を施す必要があるのだろうか。それは結核が根治することはないからである。一方で、感染は抑えることができると考えられていた。というのも強固な体質をつくることで一度罹患しても発症を抑えることができるからである。一方で、発症を抑えているだけだということは、結核菌を生涯にわたって保持し続けるということも意味している。だが、これも予防策をきちんと守れば、社会に復帰し、日常生活を送ることができると考えられていた。

したがって、結核患者は、自身がとる行動によって、健康な人々の中で安全に生活を送ることもできるし、危険な存在にもなりうるということである。例えば、症状が出ているにも関わらず、あちこち歩き回り、そこら中に唾を吐くことは危険であるとみなされていた。ある医師は「このような行為は、地域社会に対する重大な犯罪と見なされるべきである」と述べている。したがって、サナトリウムに入る患者は、治療するのみならず、「危険でなくなる方法を教わらなければならない」のである。

このように結核患者が考えられるとき、危険なのは、自己管理できない患者だということになる。

サナトリウムは患者に自己管理の方法を教える教育施設となる。ではどのように教育していたのだろうか。ワットは次のように述べている。

サナトリウムを成功させるには、厳しくも親切な規律が不可欠である。最も治療成績が悪く、待機患者数が最も少ない私立療養所は、規律が緩い。患者は、ちょっとした愚かな行為や軽率な行動によって、病気の回復を遅らせたり、急激な再発や増悪を引き起こしたりすることがある。このような事故を防ぎ、やがて患者が意識的に考えたり努力したりしなくても、自動的に正しいことをし、間違ったことを避けるようになるような規則を作り、それを守らなければならない。一般に、たとえ教育水準の低い患者であっても、それが正当なものであり、さまざまな制限の理由が説明されていれば、厳格な規律に従うものである。ある一定数の患者は、療養所当局の措置によって、あるいは患者自身が退院することによって、淘汰されなければならない。不思議なことに、療養所の規律の緩みを利用するのは人間の本性であるが、教育水準の高い患者ほど、そのような緩みを非難し、しっかりとした規律を評価する。自分で治療費を払わなければならない人は、国が治療費を負担してくれる人よりも、その治療効果をより重視し、その過程で享受する快楽や快適さにはあまり関心を示さない。

教育効果が高いのは、厳格な規律によって習慣化させることである。頭で考えるよりも自動的に正しい行動をとるような習慣を身につけさせることが重要である。サナトリウムで行われる治療は、病の治癒と、規律の両側面を併せ持つ必要がある。

バッシュフォードは、空気療法もまた教育的価値をもっていたことを指摘している（バッシュフォード 二〇〇三）。「厳格に管理された制度上の生活に屈し、自然のある種の苦難に身を任せるという規律そのものが、治療の一部として、個性と強さを生み出すという重要な意味を持っていた」。サナトリウムの中には、静養中に、病室やテント内で他の患者と会話やサイン、筆談をした場合や、テント内の静寂を乱して動き回る患者を見つけた場合には、即時退去となるという規則を採用している所もあった。なぜ沈黙を守らなければならないのだろうか。バッシュフォードは、その沈黙の時間に自己と対話することで自己を知ることができるためである、と説明している。

結核のように、人々を教育し、責任感を目覚めさせることに基礎を置くべきだという考え方が一般化していく。フランスの公衆衛生法を後押しした思想の一つが、連帯主義であった。その一人アンリ・モノーは次のように述べている。

たしかに、他者を危害すべきではないということは、われわれと同じように父親たちも知っていたことだ。しかし、ある病気が伝達するという知識については、父親たちが知らなかったことをわれわれは知っている。同じようなことは、その病気の伝達を防ぐ方法をわれわれが知っているということである。そこから公衆衛生の新たな義務が生まれてくる。その病気をうつされないという自由は、その病気を広めないという自由と同じである。それはより個人を尊重することである。それはより社会に有益である。（モノー 一九〇四）

かつて公衆衛生の問題は、公権力が自由の領域に介入しうるのか、何かを強制できるのかなどであった。しかし、細菌や結核という問題とともに、公衆衛生の問題は、それぞれの個人に衛生の義務を果たさせることに重点が置かれることになる。すなわち、一人ひとりは監視され強制される対象ではなく、人口や公衆の健康を維持するために衛生活動に参加しなければならない主体として構成されることになるのである。

4 おわりに——人口の管理と規律

この章のテーマは、公衆と健康がどのように結びつくのか、それが公衆衛生と呼ばれるのはなぜか、ということだった。このことを知るために、一六世紀末から一九世紀までの歴史を見てきた。

一六世紀末では、ペストと人口について取り上げた。ペストは、見えない種が原因とされたために、住民すべてを対象とした公衆衛生措置を取る必要があった。つまり、健康な者と病者という区別なく、公衆の健康が対象とされた。この時期に、人口が政治の対象になり始めた。その理由は、人口が多いことが国力になるからである。だが、ただ多いだけでは十分ではなく、健全に生き、労働する人口を増やし、怠惰に生きる人々を減らすことが目指された。そこで人々の生活を統制するポリスが生まれた。

一八世紀では、公衆衛生学の誕生を取り上げた。公衆衛生学を支えたのは、二つの思考だった。環境における数値の比較から、人間が受ける影響を測定しようとする思考と、人口における数値の比較から異常な死亡率や罹病率を割り出そうとする思考である。この二つの思考が組み合わさり、人口の恒常性を保つという公衆衛生学の使命が生まれた。

一九世紀では、公衆の健康という概念が次第に拡張されていく過程を取り上げた。一九世紀前半には、公衆に健康被害が起きることを防ぐことが主に問題となっていた。一九世紀半ばには、不衛生が人口に退化をもたらすという考えが生まれ、人口の衛生が問題となり始めていた。一九世紀末には、公衆衛生が死亡率を引き下げ、若者の人口を増やすことで、人口減少を食い止めることが問題となっていた。また、公衆衛生制度の改革が必要であるとされ、健康に関する法や制度を、公衆の健康を中心に統一しようとする動きが見られた。そして、細菌という概念の登場によって、それぞれの個人の振る舞いが問題視されるようになった。一人ひとりが教育され、公衆の健康に危害を与えるかもしれないことを自覚し、責任ある行動を取らなければならないとされたのである。

公衆衛生が人口を管理するといっても、人口に直接命令することはできない。人々を取り巻く環境を変化させることで、人口を管理することができるようになるのである。例えば死亡率の比較によって、異常な数値が検出されるならば、そこに公衆の健康に影響を及ぼす何らかの原因があるということが推測される。その原因を避けるよう促し、あるいは改善を加えることによって、異常な死亡率は正常な範囲に戻る。そのような具体的な働きかけを続けていくならば、平均寿命の増加などという形で、人という種そのものの変化、人口の変化として現れるかもしれない。

人口を直接統治できないことによって、重要になるのが、ポリスからサナトリウムに至るまで、公衆の健康の問題は、日常的な管理の問題、人々の規律と常に関わり合ってきたことである。フーコーは次のように述べている。「人口が管理されようとしていたこのときほど、規律が重要なものとなり、価値あるものとして見なされていたこともない。人口を管理するとは、単にさまざまな現象のなす集団的な集積物を管理するということでも、単にそれを包括的結果の水準として管理するということでもない。人口を管理するというのは、これを深く繊細に、細部にわたって管理するということでもある」（フーコー 二〇〇七）。

しかし注意しなければならないのは、衛生と規律の関係が変化しているということだ。一六世紀に公衆の健康が問題となったとき、一人ひとりは規律される対象であった。閉ざされた街の中で、生殺与奪権をもつ主権的な人々が、処罰という脅しによって、人びとを従わせるというかたちで、規律は強制されていた。一九世紀末になり、細菌を保持しつつも共生するという考えが登場することによって、統制の方法と規律の意味が変化することになる。そこで問題となっていたのは、人びとを規律の力によって、衛生活動に自発的、主体的に取り組むような主体へと変化させることなのである。公衆の健康とは、一人ひとりが自己の役割や責任について自覚し、認識する（させる）ことによって、つながりや信頼を守るという意味に変化した。ここにおいて、人びとは保護されるだけの存在ではない。保護される対象であるのと同時に、保護に参加すべき主体になるのである。

パンデミックを前にして「社会は防衛しなければならない」といわれるとき、防衛せよと呼びかけられ動員されるのは、国家でも行政でもなく、私たちである。そして公衆の健康が、個人の衛生活動の積み重ねと責任の自覚によってつくられるとすれば、その矛先は、衛生の法を破る者、衛生に取り組まない者、あたかも公衆の一部ではないように振る舞う者たちへと向けられることになるだろう。

＊　　＊　　＊

【読書ガイド】

・西迫大祐『感染症と法の社会史――病がつくる社会』新曜社、二〇一八年〔解題〕手前味噌ではあるが、本章の、特に一八世紀および一九世紀の歴史については、拙著がベースとなっているので挙げさせていただいた。本章が少し早足でたどった歴史について、より詳しく知ることができると思う。

・フーコー『安全・領土・人口――コレージュ・ド・フランス講義一九七七―一九七八年度』高桑和巳訳、筑摩書房、二〇〇七年〔解題〕人口や群れといった、人間の集団がどのように統治されてきたのかを、長い歴史の中で探究したフーコーの講義録。一つ前の講義『社会は防衛しなければならない』の最後で、生権力・生政治という概念が提唱されたのを受けて、講義が展開されている。予防接種等を題材にしながら、人口を統治するとはどのようなことかを教えてくれる。

・美馬達哉『感染症社会――アフターコロナの生政治』人文書院、二〇二〇年〔解題〕本章では、フーコーの視野から、公衆の健康という概念を歴史的に遡ってみていくことで、その本質を捉えようとした。その方法上、現代との繋がりについて書くことができなかった。『感染症社会』はまさに現在のパンデミックについて、思想的視野からどのように思考できるのかを教えてくれる。合わせて読むことで、歴史と現在との繋がりを、さらに深めることができると思う。

第2章 公衆衛生の倫理

――健康、社会、そして自由を守るために

この章では、公衆衛生の取り組みの全体像とその倫理的問題について論じていく。はじめに、公衆衛生をめぐる倫理的検討の基本的な枠組みについて解説する（第1節）。つづいて、検討の対象となる公衆衛生の取り組みについて、主体、介入場面、目的という三つの観点から、その複雑さを整理していく（第2～4節）。そしてその整理をふまえて最後に、公衆衛生の取り組みをめぐる倫理的な検討にはどのような困難があるのかを分析していく（第5節）。本章の議論を通じて、読者は公衆衛生の取り組みにおける倫理的な視点の重要性を、多層的に理解することができるだろうと期待される。そしてそのような理解は、健康と社会、そして自由を守るという現代社会の課題と、そこに内在する社会防衛と自由の尊重との相剋という難題を考えるにあたって、哲学的な思考と具体的な政策とをつなげる手がかりとなるだろう。

1　公衆衛生倫理学の枠組み

公衆衛生の取り組みについて倫理的な観点から検討していく営みは、「公衆衛生倫理学」と呼ばれる学問領域を形成してきた。公衆衛生の倫理を多層的に理解していくための出発点として、はじめに公衆衛生倫理学の基本的な枠組みを確認するところから始めよう。

公衆衛生倫理学の原語は“Public Health Ethics”であり、一般にEthicsが倫理であると同時に倫理学であるのと同様、公衆衛生の倫理という「主題」の意味と、公衆衛生倫理学という「学問領域」の両方の意味がある。公衆衛生の取り組みについて倫理的に検討する、というその目的から明らかなように、公衆衛生倫理学の基本的な枠組みを把握するにあたっては、議論を二段階に分けることが有益である。すなわち、公衆衛生の取り組み（対象）と、公衆衛生に対する倫理的な考察のあり方（アプローチ）の、二段階の整理が便利である。

公衆衛生の取り組みはどのような実践なのか

まず、公衆衛生の取り組みとは何を指すのか整理しよう。公衆衛生とは、一言で言えば、人々の健康を集団レベルで守るための日常的な試みのことを指す。この定義の特徴は大きく二つある。第一に、公衆衛生は個人ではなく、集団の健康を対象とした試みであること、そして第二に、公衆衛生は健康が損なわれてから対応するものではなく、日常的に健康を維持・増進することを目的とした試みであること、の二点である（玉手 二〇二二：一五–一六頁）。

公衆衛生の取り組みは、感染症対策と健康増進（ヘルスプロモーション）の二つに区別される。この区別は取り組みの対象となる疾患の相違に基づいており、その線引きは明確である。すなわち、感染性疾患への対応を通じて人々の健康を維持・増進するのが感染症対策であり、非感染性疾患への対応を通じて人々の健康を維持・増進するのが健康増進である。後者の対象である非感染性疾患とは、いわゆる慢性疾患のことであり、日本の文脈では生活習慣病と呼ばれてきた一連の疾患（がん、心疾患、脳卒中など）と一致する。まとめれば、感染性疾患には感染症対策を、慢性疾患には健康増進を用いて、人々の健康を日常生活から維持・増進しようとする、二本柱の試みが公衆衛生の内実である（玉手 二〇二二：二五–二六頁）。

ただし、疾患に基づいた区別は、現在ではそれほど明確ではなくなってきている点に注意が必要である。普段からバランスの良い食事を取り規則正しい生活を送ることは、生活習慣病予防の基本であり、その推奨は健康増進政策に該当する。しかし周知の通り、毎年のインフルエンザの予防策にもまた、栄養のある食事と十分な睡眠といった要素が含まれる。

またこれとパラレルに、生活習慣病に結びつく生活習慣は周囲の人々の影響を受けて形成されることが指摘されており、その対応は個人の行為だけで事足りるものではない。例えば周囲の人々が喫煙している方が当人も喫煙しやすい（習慣の伝染）ことがわかっており、このことを踏まえれば、喫煙者が多いコミュニティに対して集中的に介入すべきだと言える。これが意味するのは、生活習慣病についても感染症と同様に、「クラスター」が発生している地域（おそらくは貧困地域）を特定して重点的に対策を取るべきだということである。

この線引きの曖昧さは、そもそも感染性疾患と非感染性疾患との区別が、医学的には明白であっても社会科学的には必ずしも明白ではないことに起因する。先の新型コロナウイルスのパンデミックにおいても、肥満であったり、呼吸器系の疾患を抱えていたりする人々の方が高い重症化のリスクを負っていたことは周知の通りである。美馬達哉は次のように指摘している。

当然のことだが、一つの感染症の有する重症化という健康リスクは、ウイルスそのものの毒性や感染力だけで決まるものではなく、宿主である人間の年齢や基礎疾患の有無によって変化する。そして、COVID-19においては、非伝染性で慢性の経過をとる生活習慣病が大きく影響する。その点に着目すれば、COVID-19はウイルス感染症だが、「COVID-19による死」は生活習慣病であるとさえ言えるだろう。（美馬 二〇二二：二頁）

新型コロナウイルスの事例が私たちに示しているのは、非感染性疾患の原因となる、健康にとって望ましくない生活環境や生活習慣は、同時に感染症への罹患及びその重症化の原因ともなるということである。だとすれば、疾患の原因に応じて対策を区別することは、たとえ医学的に明確であっても、公衆衛生的にはさほど有効ではないのかもしれない。

いずれにせよ、公衆衛生の営みは今後、感染性疾患と非感染性疾患を総合的に捉え、適宜さまざまな取り組みを実施していくものになると予測されるし、実のところすでにそのようになりつつある。

公衆衛生倫理学は何を検討課題とするのか

(1) 自由の制約の正当化根拠：つづいて、公衆衛生に対する倫理的な考察のあり方の理解について整理しよう。その基本的な考え方は次のようなものである。公衆衛生の取り組みは、その実施において倫理的な正当化を必要とする。言い換えれば、倫理的に正当化し得ない公衆衛生の取り組みは、実施すべきではないと判断される。なぜかと言えば、公衆衛生の営みには、その対象となる人々の権利を制限する側面があるからである。

現代社会においては、個々人は他人に危害を加えないなどの一定の制約の下で、自らの生活を自由に営むことが認められている。そのような自己の人生に対する自律は、すべての人に認められた権利である。[*1] しかしながら公衆衛生の取り組みは、このような自由を制限する。例えば感染症対策においては、外出や経済活動が制限されることがあるし、また健康増進の側面では、特定の食品が規制されたり一定の運動が求められたりする。どこまで強制的に要請されるかにもよるが、これらの制約が人々の自由な選択の余地を一定程度、縮減することはたしかである（玉手 二〇二二：一七頁）。

もちろん、そのような権利の制約がいっさい認められないということはない。公衆衛生の取り組みに、人々の健康を維持・増進するという積極的な意義があることは間違いないのであり、認められるかどうかを慎重に判断する必要がある、というのが、公衆衛生倫理学の問題関心である。これは警察とのアナロジーで考えるのがわかりやすいかもしれない。警察による治安維持の活動は、私たちの生活の安全と安心を維持・増進するという点で大きな意義を持つ。しかし、だからといって警察がいつでもどこでも人々の生活に介入して良いと考える人はいないだろう。明確な根拠なしに誰に対しても家宅捜索ができるとか、誰の個人情報であっても好きな時に閲覧できるとか、そういった強い権力を警察に与えることを、私たちは望まない。警察の活動には明確な理由を持った線引きが必要である。これと同じことが公衆衛生にも言える。明確な理由を持った線引きによって、公衆衛生の取り組みに付随する権利制約はどこまで認められるのか、慎重に判断する必要がある。

では具体的に、倫理的な正当化の根拠にはどのようなものがあるだろうか。児玉聡は、公衆衛生政策の正当化根拠には大きく以下の三つがあるとする（児玉 二〇二二：一七-二〇頁）。[*2]

① 他者危害原理：当該行為には、他人に危害を加えるおそれがある。それゆえ、当該行為に関する個人の自由を制限することは認められる。

② パターナリズム：当該行為には、行為者当人に危害をもたらすおそれがある。それゆえ、当該行為に関する個人の自由を制限することは認められる。

＊1　この意味で、本章では以下、人々の権利を制限することと、人々の自由あるいは自律を制限するということをイコールで考える。とはいえこの点について、権利・自由・自律が完全に一致するのかどうか、厳密な哲学的考察の余地があることは言うまでもない。

＊2　以下の三つの根拠についての文章は、児玉自身のものではなく、児玉（二〇二二）の主張を筆者なりに整理したものである。これらの根拠をめぐる議論も含めた児玉（二〇二二）の議論の全体について、拙稿、玉手（二〇二四）で詳しく論じている。

③ **全体の利益**：当該行為に関する個人の自由を制限することで、社会全体の利益がもたらされると期待できる。それゆえ、そのような制限は認められる。

改めて注意を促しておけば、これらの正当化根拠は、公衆衛生の取り組みを実施する理由ではなく、公衆衛生の取り組みに付随する個人の自由の制限が許容される理由である。対して、公衆衛生の取り組みを実施する理由とは、例えば人々の健康を増進することができる、といったようなものであり、これはむしろ公衆衛生の「目的」として理解する方が適切である。これについては後ほど、第4節において論じる。

ひとまずまとめれば、これら三つの理由のうちのいずれか（あるいは複数）が十分に説得的に主張される場合には、当該の公衆衛生の取り組みは倫理的に見て、ある程度の権利制約を伴ってでも実施されるべき理由がまずはあるということになる。

（2）不当な権利侵害を防ぐための諸条件：とはいえ、実施されるべき理由があるというだけでは、倫理的な正当性があるとみなすのに十分ではない。再び警察の例に戻れば、迅速な家宅捜索が実施されるべき妥当な理由のある場合であっても、抵抗する人物に過度に暴力を振るってはならないといったような、一定の条件が満たされる必要があるだろう。これと同様に、実施に際して不当な権利侵害を防ぐための様々な条件を考えることが、公衆衛生の取り組みにとっても重要である。

このような条件については、多くの論者がさまざまなものを挙げている。ここでそれらを網羅的に検討する余裕は残念ながらない。ふたたび児玉聡に依拠して、彼が挙げているいくつかの条件のリストを、重複を除く形で箇条書きしたものが以下である（児玉 二〇二一：四五-四八頁）。[*3]

1. 最小制約原則：権利や自由の制約は、必要最小限の範囲にとどめなければならない
2. 有効性原則：取り組みには有効性がなければならない
3. 均衡原則：公衆衛生上の利益が権利制約の不利益を上回っていなければならない
4. 代替性原則：権利制約なしで同様の成果が見込まれる他の方法があるなら、そちらを選ばなければならない
5. 互恵性原則：権利が制約された人に対しては、適切な補償をしなければならない
6. 透明性原則：取り組みの決定過程に関して、情報公開がなされ、説明責任が果たされなければならない

二つ目の有効性原則は少しわかりづらいかもしれないため補足しよう。有効性がなければならないというのは、成果が不確実な取り組みのために権利侵害をしてはならない、ということである。これは当たり前のことのように思われるかもしれないが、現実には本当に効果があるのかわからない取り組みが実施されることも珍しくないため、重要な条件の一つとなる。一例を挙げれば、先に新型コロ

＊3　各条件の名前は、児玉が示しているものはそれに準じ、示していないものについては筆者が補っている。

ナウイルスのパンデミック対策の一環として、全国の小中学校および高校の一斉休校が実施されたが、この政策には感染抑止効果はなかったとの研究が後に示された（福元 二〇二二）。したがって同様の政策は今後、実施されるべきではないと判断されるだろう。

また五つ目の均衡原則についても付言しておきたい。ここで均衡というのは、より日常的な言い方をすれば「釣り合っている」ということである。仮に公衆衛生上の利益が確実にあるとしても、権利制約の不利益がそれより大きいのであれば、実施されるべきではない。その場合には権利制約の不利益が取り組みに釣り合っていないというわけである。ここで注意すべきは、一つ目の最小制約原則との関係である。一見すると両者は似ているが、論理的に違いがある。数値例で説明しよう。公衆衛生の取り組みAは、見込まれる利益が三〇であるのに対し、実施に伴う権利制約の不利益が四〇であるとする。ここで、取り組みが破綻しない範囲で権利制約を弱めた結果、権利制約の不利益が三五まで下がったとしよう。この場合、最小制約原則は満たしているが、やはり均衡原則は満たしていない（不利益の方が大きい）。逆に、公衆衛生の取り組みBは、見込まれる利益が三〇、権利制約の不利益が二〇であるとしよう。この時点で均衡原則は満たしている。しかし、もし権利制約をさらに一五まで下げることができるのにそうしていないとすれば、最小制約原則に反する（権利制約が最小化されていない）[*4]。

繰り返しになるが、先に挙げた六つの条件はあくまで暫定的なまとめであり、網羅的であることを意図したものではない。この他にも公衆衛生の取り組みが満たすべき条件は検討・考案されうるだろうし、それを通じてリストがよりいっそう洗練されていくことは、まさしく公衆衛生倫理学が達成すべき課題である。ここで確認しておきたいのは、公衆衛生の取り組みが倫理的に正当化されるためには、正当化根拠に加えてさまざまな追加的配慮が必要であることである。言い換えれば、両手で数えられるだけの原理原則で判断できるほど、正当化の問題は簡単ではないということである。

小括

本節では、公衆衛生倫理の基本的な枠組みを確認してきた。改めて整理すれば、その要点は以下のようになる。(1)公衆衛生の取り組みとは、人々の健康を集団レベルで守るための日常的な試みのことを指す。(2)そのような取り組みは、個人の権利を制約するものとなるため、その実施に対して倫理的な検討が必要となる。(3)その倫理的な検討とは、当該の取り組みには付随する権利制約を許容するだけの理由が見出されるかどうか、および、その取り組みは実施されるにあたって配慮すべき諸条件を満たしているかどうかを検討することである。

ここまでの議論は、倫理的な考察の基本的な枠組みを確認したに過ぎない。現実の公衆衛生の取り組みの内実を理解しなければ、不当な権利侵害を防ぐという目的を果たすことは困難である。それゆえ次節からは、公衆衛生の取り組みの内実について、いくつかの側面に注目しながら、その詳細に踏み込んでいきたい。

＊4　言うまでもないことだが、以上の説明における、見込まれる利益および権利制約の不利益を一つの数字で表せるという想定も、またそれらを単純に比較できるという想定も、現実から乖離したものであり、あくまで説明の便宜のための単純化にすぎない。

2　公衆衛生の主体

公衆衛生の取り組みの内実をより詳しくみていくための最初の手がかりとして、公衆衛生の取り組みの「主体」をめぐる多様性を整理するところから始めよう。公衆衛生の取り組みの主体として第一に重要なのは政府であるが、しかし現実には政府だけが公衆衛生の取り組みに携わるわけではない。以下では、まず公衆衛生の取り組みの主体が必ずしも政府に限られないことを確認した上で、次に政府についてもその内部に多層性があることを論じる。

推進する主体の多様性

公衆衛生の取り組みの主体は、第一義的には政府である。ここでいう政府とは行政機関のことであり、政治的権力の主体という意味で端的に「国家」と言い換えられることもある。感染症対策としてのワクチンの計画的な接種と都市の封鎖、上下水道の整備・維持をはじめとする衛生環境の向上、労働環境の安全基準の規定と取り締まり、食品の安全水準の規定と違反の取り締まりなどはみな、政府（＝行政機関）が実施するものである。この意味で、公衆衛生の取り組みの多くの部分は公衆衛生政策であると言える。

しかしそれが公衆衛生の取り組みのすべてではない。第一に、地域コミュニティによる自発的な地域活動の可能性がありうる。最も素朴な事例として、町内会が行う町内のゴミ拾いは、地域の衛生環境を向上させるという点で公衆衛生の取り組みでありうる。地域の子ども会を主体とした早寝早起き推進キャンペーンなどの取り組みも同様である。こういった実践は、政府主体の公衆衛生「政策」とは異なるものと位置付けられる。

第二に、企業による健康増進活動の可能性が指摘されうる。近年、「健康経営」という言葉が広く知られるようになった。経済産業省のウェブサイトによれば、「従業員等の健康管理を経営的な視点でとらえ、戦略的に実践すること」と定義される。[*5] 具体的な内実としては、社内での健康相談の実施や健康増進セミナーの実施、さらには健康アプリの開発などが含まれる（山田 二〇二三）。この場合にもまた、公衆衛生の取り組みの主体は政府ではない。

ここで一つ注意をうながしておきたいが、少なくとも本章の整理においては、個人が自己の健康を改善するためのさまざまな取り組みは、公衆衛生には含まれない。というのも公衆衛生は、「集団の健康」を守るための取り組みだからである。政府、地域コミュニティ、企業はいずれも、ある一定の集団（国民や市民／その地域のメンバー／従業員をはじめとする企業関係者）を対象としてその健康を維持・増進しようとしており、この意味において公衆衛生の主体である。

対して、ある個人が自身の健康を維持・増進するために、例えばウォーキングをしたり野菜をたくさん食べたりすることは、あくまで個人の活動であり、そのことをもって公衆衛生の主体であるとは

＊5　経済産業省ウェブサイト「健康経営」ページ：https://www.meti.go.jp/policy/mono_info_service/healthcare/kenko_keiei.html（二〇二四年二月一二日閲覧）

位置付けられない。むろん、一個人が集団の健康のために（いわばアクティヴィスト的に）活動することもないわけではないが、そのような取り組みを例外とすれば、基本的に個人は公衆衛生の主体ではない。

しかし、ここが難しいところであるが、個人の健康づくりの活動は、多くの場合において公衆衛生の主体による働きかけの影響を受けている。例えば、食卓に野菜を一品増やしましょう、という政府のキャンペーンを受けてある人が野菜を増やすとして、そのような行為はむろん、その人の主体的な行動であるが、そのような取り組みを推進する主体は政府である。公衆衛生の取り組みを推進する主体と、実施する主体の区別が重要であろう。

公衆衛生の倫理を考える上で重要なのは前者、すなわち公衆衛生の取り組みを推進する主体である。なぜなら、そのような主体による個人の領域への介入においてこそ、権利侵害の問題が発生するからである。

政府という主体の内部の多層性

前述のように、公衆衛生を推進する主体には様々あるが、その第一の主体はやはり政府である。公衆衛生は多くの場合に政策として実施されるのであり、多様な主体の存在を認めてもなお、その重要性を見逃すわけにはいかない。ここでさらに、政府という推進主体の内実について議論を深めたい。

当然のこととして、政府と言ってもその組織体制は複雑であり、個別の公衆衛生政策を推進する主体には様々ありうる。まずは国と地方自治体との区別がある。厚生労働省や経済産業省といった省庁の取り組みと、地方自治体レベルの取り組みは、実務的な面からのみならず倫理的な観点からも区別されるべきである。なぜかといえば、両者においては求められる倫理的正当化の要件に相違が生じると考えられるからである。省庁の取り組みと地方自治体の取り組みでは、考慮すべき他の代替的な手段の幅は異なってくるし、また誰に対してどのように情報を公開し説明責任を果たすべきかの判断も異なってくるだろう。

さらに、政府が推進すると言っても、具体的にいったい誰が推進しているのか、という根本的な点を問うことも可能である。例えば、感染症のパンデミックがあった場合、政府の決定はかなりの程度、感染症の専門家の判断に左右されることになる（これは先の新型コロナウイルスのパンデミックの際に私たちも見た通りである）。どこまで専門家の判断が決定力を持つかは状況次第だが、場合によっては政策の主導権を握ることもあるだろう。首相や関係閣僚は感染症の専門的知識を持つとは限らないため、このことに妥当性がないわけではない。しかしそうすると、政府の決定というのは実質的には専門家の決定であることになる。これもやはり倫理的な正当化の側面から重要な論点となる。というのも、私たちは首相およびその内閣に対しては（まがりなりにも）権力の行使を民主的に認めているが、専門家に対してはそうではないからである。なぜ彼らの決定は正当性をもつのだろうか。[*6]

＊6　菅原ほか（二〇二一）は、ＣＯＶＩＤ‐19をめぐる新聞記事の分析から、「接触８割減」という政府の要請が、新聞記事のなかでほとんど検証されることなく伝達されたことを指摘し、専門知に基づいた「科学性」の強調が、批判的な検証を回避することにつながっている可能性を指摘している。科学的な要請であるのだから従う以外にない、というわけである。

また、以上のような形の政策決定にも説明責任が生じるとして、説明責任とは、専門家の判断を仰いでいることについて、内閣が市民に対して説明することを意味するのだろうか、それとも、具体的にいかなる根拠によって当該の政策を提言したについて、当の専門家自身が市民に対して説明することを意味するのだろうか。[*7]

以上のように、「政府の決定」なるものは一枚岩ではない。しかしながら、そもそもこれが単一であるとすれば、それは独裁体制でしかあり得ないだろう。主体としての政府の内実に多様性があることは、政府の決定過程が民主的に分散されていることの裏面でもある。私たちはこの複雑性を議論の前提として、公衆衛生の取り組みの責任や倫理を丁寧に問う必要がある。

3　公衆衛生の介入場面

続いて、公衆衛生の取り組みが、いかなる場面に介入するものであるのかについて整理したい。人々の健康の維持と増進をめざす公衆衛生の取り組みは、必ずしも人々の健康に直接に介入するわけではない。直接的な経路を取らない二つの介入場面について、以下に見ていきたい。[*8]

間接的な介入

公衆衛生の取り組みの目的は第一に、人々の健康の維持と増進にある。この目的を果たすためには当然、人々の健康がどのような状況にあるのかを把握しなければならない。その把握がなされなければば、人々の健康が維持・増進がいつ、どれだけなされるべきなのかも、またなされたことで実際にプラスの結果があったのかも、判断することはできないからである。それゆえ従来から、感染症については感染状況の調査がなされてきたし、また日常的な健康チェックや定期的な健康診断が推進されてきた。

この文脈では、科学技術の発展により、いっそう網羅的な健康状況の把握が実現していることが注目される。すなわち、スマートフォンやウェアラブル・デバイスを用いた健康管理である。現代では、人々がほぼ常時携帯するスマートフォンや、スマートウォッチをはじめとするウェアラブル・デバイスを用いて、日常的に血圧や心拍数、睡眠時間などを把握することができるようになっている。これらの技術によっていまやかなり詳細かつ継続的な健康情報の取得がなされており、その情報は健康管理（および医学研究）に直接に役立てられることになる。[*9] 例えば、最近は就寝時間が遅くなり気

*7　新型コロナウイルスのパンデミックに際して、感染症に関する情報を政府（の内部の専門家集団）がどこまで開示すべきかが論点になったことは周知の通りである。この点については拙稿、玉手（二〇二三）で、市民のリテラシーと結びつけて論じた。
*8　「介場場面」という言い方は、暫定的に用いるものであり、専門的な用語ではない。
*9　スマートフォンやウェアラブル・デバイスを用いた健康情報の取得に関する総合的な見取り図として、天笠ほか（二〇二一）が有益である。天笠らの研究は特に医学研究への利用可能性に主眼を置くものであるが、これに対して健康情報の個人利用に注目して議論を深めているのが美馬（二〇二一）である。なお、いまだ広く実装されてはいないため本章では詳しく論じないが、こういったヘルスケア関連技術へのＡＩの利用についての倫理的問題を検討したものとして、犬塚・松井（二〇二二）も興味深い議論を展開している。

味で、睡眠時間が不足しつつありますよ、とアプリが教えてくれれば、睡眠時間を自発的に調整することができる、というわけである。このようなデジタル技術を用いた自己管理は「自己トラッキング」と呼ばれ、新たな形の自己知識の獲得過程であるとも位置付けられる（美馬 二〇二一）。

しかしここで注意すべきは、健康状態の把握それ自体は、健康を維持・増進させるわけではない、ということである。高血圧の人が毎日、自分の血圧を測っても、そのことによって血圧が下がるわけではない。血圧の変化を見つつ、機に応じて血圧を下げるための何かしらの行動がとられて初めて血圧が下がる。感染症についても、例えばインフルエンザが流行しつつある、ということを見てとっただけでは、インフルエンザは止まらない。健康状態の把握それ自体が自己目的化し、大いに推進されることは、必ずしも公衆衛生の取り組みとして有効ではないことに注意する必要がある[*10]。

また関連する論点として、個人の健康情報は重要な個人情報であり、その取り扱いには慎重な注意が必要であることを付言しておきたい[*11]。個人の健康情報は、個人の健康の維持・増進のために役立てることができるばかりでなく、それ以外の目的（例えばマーケティングなど）にも利用可能な情報である。その二次利用には魅力があるわけだが、軽々に用いられることがないよう注意しなければならない。加えて感染症については、ある感染症に感染したということ、あるいは感染が拡大している地域に居住していることが、その人への差別につながるとの指摘がある。そういった情報については特に慎重な取り扱いが必要であることは、先の新型コロナウイルスのパンデミックの際にも広く確認されたことであろう。

さらにもう一点指摘すれば、健康情報を収集することは、直接に健康を増進しないばかりか、場合によっては健康を害する場合さえある。個人レベルで言えば、ウェアラブル・デバイスの健康データの変化に一喜一憂する生活は、かえって健康的ではないのではないか、という疑問はしばしば聞かれるところである。また社会レベルで言えば、広範な健康チェックを行うことで、かえって人々の不安が煽られることになったり、場合によっては不要な手術が行われることになったりする可能性が指摘される。[*12] まず情報がなければ公衆衛生の取り組みは実施しようがないとはいえ、情報は知れば知るだ

*10 ただし文脈によっては、人々の健康状態の把握を超えた介入が難しいという理由のゆえに、その観察のみが推進されるケースもありうる。その一例がメンタルヘルスを守るための介入である。メンタルヘルスの悪化の兆候を探る試み（ストレスチェック等）はいまや広く推進されているが、では実際に悪化した場合にどうするかというと、医療へつなぐ以上のことは想定されていない。これはなぜかといえば、メンタルヘルスという私秘的かつ複雑な問題に対して公衆衛生的に介入することには高いハードルがあるからだと考えられる。この点については拙稿、玉手（二〇二三）において詳しく論じた。

*11 特に産業保健分野における個人情報の問題を整理したものとして、永野ほか（二〇二二）がある。そこで述べられているように、健康に関する個人情報は、そのほとんどが個人情報保護法における要配慮個人情報に該当する。

*12 この問題の具体的事例として、福島第一原発事故後の福島県で実施された甲状腺がんの検査により、悪性でない腫瘍までも広く検出されてしまい、本来は不要な外科手術が広く行われてしまったのではないかと「過剰診断」の疑念が提起された件が挙げられる。この問題は医学的に複雑な判断を含むものであり、筆者は評価できるものではないが、福島県での甲状腺がん検査の詳細を解説する志村（二〇二二）によれば、過剰な治療がなされない工夫がなされていることが見て取れる。なおこれに関連して、不必要な検査を過剰に行うという意味をもつ疫学上の「過剰診断」と、良性の病状を誤って悪性と判断するという意味をもつ臨床上の「過剰診断」とが混同されがちであると坂本（二〇二二）が指摘している。読者はこの点について注意してほしい。

けよい、という単純な話ではないことは心に留めておくべきだろう。

事実上の介入

健康の維持・増進を目的として介入し、それを直接に改善する、というのが直接的な介入の典型的なケースである。しかし直接的な介入だからといって常にこのようにシンプルに理解できるわけではない。現実の公衆衛生の取り組みの中には、健康の維持・増進を直接に改善するものの、それを直接の目的として介入するわけではない、というケース（つまり目的と効果にねじれがあるケース）も見られる。これを「事実上の介入」と呼ぼう。

典型的な事例は、治安の改善と犯罪の防止である。路上あるいは家庭内での暴力事件が減少することは、健康の維持・増進に資する。怪我が減ることになるからである。また、安心して出歩けることは精神的な健康（メンタルヘルス）にとって重要でもある。一般的には犯罪防止が「健康」の文脈で論じられることはほとんどないが、事実上、それは健康に深く結びついているわけである。このことは、例えば危険ドラッグの取り締まりの文脈ではよりはっきり見えてくる。当の犯罪を防止することは健康に資するが、そのような取り締まりの目的はあくまで犯罪の防止である。

このとき、治安の改善と犯罪の防止に取り組むことは、直接的に人々の健康を維持・増進させる。その意味で直接的な介入とみなすことができる。しかし他方で、健康の維持・増進を直接に志向した介入ではない点で、一般的な公衆衛生の取り組みにおける直接的な介入とも区別されるべきである。なぜ区別すべきかといえば、その正当性の判断が変わってくるからである。例えば、ある直接的な介入に伴う権利制限が、主たる目的Aについて見込まれる効果（例えば犯罪抑止）に対して釣り合うものかどうかの判断と、事実上の影響関係を持つ付随的な目的B（例えば健康増進）に対して釣り合うものかどうかの判断は、必ずしも一致しない。

事実上の介入の具体例として目をひくのは、近年の健康関連ゲームの普及である。ゲームを楽しむ上で徒歩移動が求められるスマホゲーム（有名なものとして『ポケモンGO』[*13]）や、実際に部屋でエクササイズをする家庭用ゲーム（有名なものとして『リングフィット・アドベンチャー』）は、人々の身体運動を増加させる点で、健康の維持・増進に寄与している。しかし、それらのゲームを販売する主たる目的は、消費者の健康の改善ではなく、人々が楽しめるゲームを作ること（およびそれによって利益を得ること）であろう。ここでもやはり、健康を直接に改善する事実上の介入がなされているといえる。そしてこれと同じ構造は実のところ、健康食品の販売や、マッサージの提供など、多くの健康関連の経済活動に当てはまる。

この「事実上の介入」という論点は、「健康の社会的決定要因」をめぐる議論と深く結びついている。健康の社会的決定要因とは、人々の健康を左右する要因のうち、医学的・生物学的なものではなく社会的・経済的なものを指す。例えば、貧困であること、人種的なマイノリティであること、不安定な雇用状況にあることなどが不健康に関連している実態が、社会疫学の研究を通じて明らかになっている（児玉&井上 二〇一五：二六六–二六八頁、玉手 二〇二二：八八–九〇頁）。健康の社会的要

＊13　『ポケモンGO』が健康にもたらす効果は日常的な健康維持だけではない。例えば矢作（二〇二三）は、若年の脳卒中患者のリハビリテーションにポケモンGOが有効である可能性を指摘している。

因は、元の英単語（Social Determinants of Health）の頭文字をとってＳＤＨと表記されることもある。社会的・経済的な要因が健康を悪化させるのであれば、人々の健康の維持・増進のためには、それらの要因の改善にも取り組むべきことになるだろう。しかしながら、こういった要因は健康問題そのものではない。健康の社会的決定要因を改善する試み、例えば貧困や人種差別をなくすための取り組みは、事実上の効果として健康の維持・増進に資するが、健康の維持・増進を目的として実施されるものではないし、また実施されるべきものでもない（人種差別はなぜ解消すべきなのか、という問いに対して、そのせいで人々が不健康になるからだ、と答えるのは明らかに的外れである）。

健康の社会的決定要因をめぐる知見を踏まえれば、事実上の介入が生じる範囲は非常に広いものとなる。雇用状況の改善、住宅状況の改善、公園や運動場や整備、図書館や市民センターといった施設の拡張、街のゴミ拾いから、テレビ番組の健全化、不良学生の補導、引きこもりの社会復帰、単身者に対する結婚の推奨まで、すべて健康を事実上、改善させるものとなるだろう。[*14] これらの取り組みをすべて公衆衛生の枠組みで捉えるならば、公衆衛生の取り組みの範囲は大きく（ほとんど無制限に）拡大することになる。[*15]

これは先の新型コロナウイルスのパンデミックにおいても同様であり、パンデミックを防ぐために必要とされたのは医療的な介入だけでなく、人々の経済活動、学校生活、家族との触れ合い等の生活全般の統制であった（まさしく「新しい生活様式」が求められた）。[*16] そしてまた、そういった生活全般への介入がさらなる問題を生むという側面もあった。新型コロナウイルスに罹患することを避けるための行動制約が、人々の孤立・孤独という問題を生み出したことは記憶に新しい。そうなると次にそのような孤立・孤独を癒すための試みが、再び公衆衛生の課題となる。[*17]
実のところWHOによってすでに一〇年以上も前に、「すべての政策において健康を考慮する(Health in All Policies)」という標語が掲げられている(狩野&藤野 二〇一五)。「SDHをコントロールしているのは主に非保健医療分野の政策であるため、非保健医療分野の政策に健康への配慮を

---

*14 最後の例について補足すれば、夫婦関係とうつ状態との関係についての調査により、結婚生活からある程度の満足感が得られていることを前提として、既婚者は未婚者よりもうつ状態の人が少ないことが分かっている(近藤 二〇一〇:七二-七五頁)。このことの原因には孤立が関係していると推測されているが、夫婦のつながりの重要性はしばしばソーシャル・キャピタルの観点から分析され、多くのプラスの影響を持つと考えられている(一例として稲葉 二〇一一)。以上のような知見をふまえれば、結婚を推奨することは健康の維持・増進に資すると述べることにも一定の理があることになる。しかしもちろん、そのような理解の上に結婚を求めていくことは、個人の自由に対する大きな干渉とみなされるだろう。

*15 児玉(二〇一二)によれば、公衆衛生の取り組みの端緒となる一九世紀前半のイギリスの公衆衛生政策においては、そもそも医学ではなく工学が取り組みの主流であると認識されていた。その第一の目的は、上下水道の整備などを通じて不潔な環境をなくすことであった(一五-一六頁)。

*16 藤原(二〇二二)は、新型コロナウイルスのパンデミックの問題を、首相をはじめとする行政府の怠慢に由来する「政治禍」であったと指摘する。筆者もそのような指摘に同意するにやぶさかではないのだが、他方で政治がなすべきだったこと、できたはずのことを強調することは、今後の政府の介入の深化につながりうる点には注意が必要だと考える(なお藤原自身は政府の怠慢を補うために個々の現場で生じた「現場政治」を評価しており、必ずしも政府介入の拡大を支持するわけではない)。

*17 望月(二〇二二)は新型コロナウイルスのパンデミックにおける人々の孤独の問題について、それが国家の施策によってもたらされたことを指摘した上で、「国家による孤独への支援がむしろ必要となる」(五九頁)と述べている。

求める重要性が強調されるようになった」というわけである（同前：二五七頁）。このような動向は、人々の健康を促進するということが無条件で肯定されるのであれば、何ら問題がなく、むしろ大いに推進すべきものとなるが、しかし実際には無条件のものではなく、不当な権利侵害を防ぐための倫理的検討もまた必要である。警察とのアナロジーに立ち返れば、「すべての政策において治安維持を考慮する」という標語が掲げられたとき、私たちは明らかにそれを警戒するだろう。それと同じように、人々の健康の維持・増進のための取り組みが全面化されることについては、（有益な点ももちろんあるが）一定の慎重さが求められる。

4　公衆衛生の目的

この節では、公衆衛生の取り組みの内実をより詳しく見ていくための三つ目の（そして最後の）手がかりとして、公衆衛生の取り組みの「目的」をめぐる多様性について検討する。公衆衛生の取り組みの目的は、第一にはもちろん人々の健康の維持と増進であり、ここまでの議論でも、取り組みの目的がそこにあることを当然の前提としてきた。しかし現実の公衆衛生の取り組みにおいては、必ずしも人々の健康の維持・増進が目的であるとは限らない。また、人々の健康の維持・増進が目的であるとしても、それが具体的に何を目指しているのかには曖昧さがある。以下ではこれらの点について詳しく見ていきたい。[*18]

達成しようとする目的の多様性

公衆衛生の取り組みが人々の健康の維持・増進に資するとしても、その目的は、必ずしも人々の健康の維持・増進それ自体であるとは限らない。しばしば指摘されることとして、一部の公衆衛生政策においては、人々の健康の増進が、政府の財政健全化のための手段として位置付けられている可能性がある。日本をはじめとする先進国の多くは、公的医療費支出の増大による国家財政の圧迫に苦しんでいる。そして適切な予防策の実施は、公的医療支出の削減につながるだろうと見込まれる。基本的に予防は治療よりも安上がりだからである。

これと同様の議論になるが、人々の健康の維持・増進が、経済的な効率性の向上のための手段として位置付けられている可能性もある。端的に言って、心身ともに健康である方が労働力としての価値は高くなると期待される。であれば、経済の活性化のために国民を健康にするインセンティブが、政府には存在する。先に第2節で「健康経営」の取り組みに言及したが、これを経済産業省が推進しているというのは興味深い点だろう。山田（二〇二三）は健康経営について、従業員という人的資本への「投資」として位置付けられていること、そしてそのような構造の下での健康の増進は本人のためのものになっているとは限らないことを指摘している。

以上のように、公衆衛生の取り組みが人々の健康の維持・増進を直接の目的とはしていない可能性があるわけだが、しかしそのような取り組みであっても、結果として人々の健康が高まることは確か

＊18　なお本節では議論の単純化のために、公衆衛生の取り組みとして、直接に人々の健康を維持・増進する政策を念頭におき、間接的な介入や事実上の介入については考慮しないこととしたい。

であるとしよう。そこにいかなる倫理的な問題があるのだろうか。結果が同じであるなら問題ない、と言うことができるだろうか。ここで指摘すべきは「健康の道具化」という問題である。

健康の道具化とは、「人々の健康を他の目的のための道具として扱うこと」を指す（玉手 二〇二二：六四頁、原文の傍点は省略）。「ここで道具化とは、例えば臓器移植などの文脈で「人体の道具化」と言われる場合と同様に、それ自体として価値をもつはずのものが他の目的のために一方的に利用されてしまうことを指している」（同前）。たとえ健康が追求されるとしても、それが他の目的のための手段として位置付けられてのことなのであれば、健康は道具化されている。

健康の道具化は、以下の二つの意味において、倫理的に問題があると指摘できる。第一に、健康の道具化は、それ自体として尊重されるべき価値を有するものを、他の目的のための手段として利用する点で、それ自体として非倫理的である。類似する問題を有する例として、生殖医療における代理出産の問題が挙げられる。代理出産を批判する一つの論拠は、生殖に関する身体的能力という、当人のためのものでありまたそれ自体として尊重されるべきものが、他者によって手段として扱われているということにある（柳原 二〇一一、二〇一七）[*19]。これと同じことが健康にも当てはまる。健康が個々人の人生の土台をなすものであるとするならば、それ自体として尊重されるべきものと言うことができるし、そうであれば道具化することには倫理的な懸念がある。

第二に、健康が道具化されると、健康の維持・増進において効率性が重視されることになるが、これは一部の人の健康が不当に軽んじられることにつながりうる。道具として用いるというのであれば、なるべく効率的に利用することが要請される。道具とはまさに、目的をより簡単かつ迅速に実現するためにに用いられるものだからである。とすると、健康の維持・増進に不利な人々の健康は後回しにすることが望ましい。例えば、重篤な症状を有するが発症する人が極めて少ない疾患のための治療薬の研究は、効率性の視点からは後回しにされるだろう。端的に言えばコスパが悪いからである。しかしその病気に苦しむ人の健康も、その他の病気に苦しむ人の健康も、そこに本来は価値の差はないはずである。

このような健康の道具化の問題を踏まえれば、結果として健康の維持・増進につながるならば目的は何であってもよい、という話にはならないことが分かるだろう。公衆衛生の取り組みにおける目的の多様性はこのように、倫理的な観点から無視できないものである。

健康の維持・増進という目的の内部の多層性

(1) 集団全体を対象とした介入の内実：次に論じたいのは、公衆衛生の取り組みが人々の健康の維持・増進を直接の目的としていたとしても、その目的の意味は実のところ曖昧であり、多様な解釈の可能性を含んでいるということである。

＊19 同様の批判は、奴隷や売買春をめぐる議論にも当てはまると指摘されている。「この〔代理出産という〕行為の本質にある倫理的問いとは……古来より続き、いまだ明確の解答の出されていないもっとも困難な問題、すなわち妾制度や奴隷制、また現在の売買春議論に見られるような、他者の身体を利用することは許されるのかという問い、その行為をめぐる議論の中に見出される問題と考えられよう」（柳原 二〇一一：一八頁、〔 〕内は引用者補足）。現代ではこの問題が、人々の健康という、身体全体のあり方を含むまでに拡張しているというのが筆者（玉手）の見立てである。

この論点はすでに、先に見た希少な疾患の例において現れている。本章の最初に確認したように、公衆衛生は本質的に集団レベルでの健康を問題にするものであるが、この集団レベルでの健康というのは実のところ捉え難い概念である。ここに、全体の健康のためには、その中の少数の健康は無視されて良いのか、という疑問が生じる。一〇〇人の集団がいて、そのうちの一人の健康状態が悪化しても、残り九九人の健康状態が改善した場合には、集団全体としても健康状態が上向いたとみなして良いのだろうか。さらに厳しく、一人の人間を死に追いやるが、その代わりに残り九九人の健康状態を改善させるような政策は、集団レベルでの健康を改善するという点で望ましい、と言うことができるだろうか。

この問題は、公衆衛生の取り組みがしばしば統計的な手法をもって実施されることをふまえると、より深刻なものとなる。公衆衛生の取り組みの対象は一定の集団であるが、そもそも健康という属性は集団に帰属させられるものではない。健康であったりなかったりするのはあくまでその集団の中の個々人である。それゆえ、集団に対する介入は、一定の確率を見込んで実施されるものとならざるを得ない。具体的に言えば、健康活動Aを取ることで、人々が疾患aにかかる確率をx%低下させることができるとか、ワクチンBを接種することで、人々が感染症bにかかる確率をy%低下させることができるとか、そういった判断が下されることになる。このとき、効果が確率的である以上、当然のこととして、すべての人がその恩恵に預かれるわけではない。健康活動Aをとっても疾患aを発症してしまう人はいるし、ワクチンBを打っても感染症bに罹患してしまう人もいる。しかしそのことは介入の有効性を否定するものではない。集団全体で見れば、多くの人が恩恵を受けているからである

（この「集団全体で見る」ことを可能にするのが統計である）。このように確率的介入は、あくまで全体としてみれば有益である、という判断をくだすものであるが、ここには常に、少数を犠牲にしてでも多数の利益を優先するという選択に陥る危険が潜んでいる。

このような公衆衛生の統計学的な側面に注目したのが、二〇世紀フランスの哲学者ミシェル・フーコーである。フーコーは一九七七年に発表した「社会医学の誕生」において、資本主義社会では個々人の身体が合理的な管理の対象となり、医学は「生政治」的な戦略の一つになったと論じた。ここで言われる「生政治」とは、人口を対象として、統計学的な調整を行う権力のことであり、公衆衛生はこの生権力の典型として把握された（フーコー 二〇〇六a）。さらにフーコーは一九七九年に発表した「一八世紀における健康政策」において、一八世紀に医療が以下の五つの特徴を有するように変化したと分析した。（1）病気への対処だけでなく予防までもが目標に含まれるようになった。（2）健康が観察可能な情報（データ）の総体として把握されるようになった。（3）死亡率や平均寿命など、共同体やグループを特徴づける医学的属性が現れるようになった。（4）厳密には医学的でも治療的でもないタイプの介入（栄養指導など）が含まれるようになった。（5）医学の実践が経済的・政治的な管理に組み込まれるようになった。これらの変化にみられるのは、まさに統計学的な調整を行う生政治による人々の身体の合理的管理である（フーコー 二〇〇六b）。[*20]

＊20　以上の議論は生政治と公衆衛生の関係についてのフーコーの分析をごく簡潔にまとめたものであるが、実際のところ、公衆衛生をめぐるフーコーの議論は生政治の問題圏に限定されない。そもそも生政治は、より広い「生権力」のあり方の一つであり、そして生権力には生政治の他にも、規範を通じて人々の行為を統制する、「規律

公衆衛生の取り組み、特に国家による公衆衛生政策が実施されるとき、そこで目指されている全体の健康というのは、統計的に把握された「全体」である。そのようにして国民全体の健康が論じられる時、そこには不健康な個人が切り捨てられる危険性が常に存在している。*21

（2）「集団の健康」と弱者切り捨ての危険性：先に指摘した問題は決して理論的なものにとどまらない。先の新型コロナウイルスのパンデミックにおいては小学校の休校要請や外出自粛要請が出されたが、この要請は家庭環境に問題を抱える人々に深刻な悪影響を及ぼした、という指摘がある。石戸（二〇二一）が指摘するように、貧困家庭の子どもや、狭い家で共同生活を送らざるを得ない貧困者、依存症治療に取り組んでいる人々は、家にいても健康でいられるとは限らないし、またださからこそ外出しないわけにはいかない。

「ステイホーム」という標語は「ホーム」が個人にとって安心できる場所であることを前提としているが、誰しもがそのような家庭を持っているわけではない。

この社会に生きているのは、人間である。その中には、一カ月も居続けることができない「ホーム」に住む人々がいる。精神的な病を悪化させてしまう人がいる。雇用がなくなる中で、自分が「社会から不要」だと言われているような気持ちになり、たった一人の「ホーム」で追い込まれる人がいる。「ステイホーム」で我慢ができる恵まれた人々ばかりではない。（石戸 二〇二一：三〇六頁）

山家（二〇二〇）もまた、感染拡大の只中にあった二〇二〇年の春に、同様の懸念について次のように論じている。

ウイルスは階層にかかわりなく経験されるのではない。ウイルスは対象を選ばないが、社会は犠牲者を選ぶのだ。人類を救うために家を出るな、というメッセージ自体が、現状では生への抑圧として響くことがあるというシンプルな事実が理解されないまま、強権的な決定が支持される現在のムードだけが蔓延していけば、社会の分断はより一層進行する。（山家 二〇二〇：二五一頁）

権力」と呼ばれる権力行使のあり方もあるとされている（フーコー 一九八六、フーコー 二〇〇六c）。そして、統計学的な介入は生政治のみならずこちらの規律権力にも関連する。例えば浜田（二〇二〇）は、感染者数というデータが私たちの行為を規律している事実を指摘しているが、これは規律権力の一形態とみなしうるであろう。「COVID‐19の経験とは、発熱や息苦しさや隔離の経験であるだけでなく、感染者数の増減に気を使いながら自らの振舞いを常に調整することを強いられる経験でもある」（一二一頁）。公衆衛生をめぐるフーコーの分析についての解説としては西迫（二〇二〇、二〇二一）および美馬（二〇一五、二〇二〇）が有益である。またフーコーの生政治論と、本文で前述したウェアラブル・デバイス等を用いた健康データ収集に基づく公衆衛生の取り組みとの関係性について佐々木（二〇二三）の議論が示唆に富む。加えて、フーコーの生政治論を発展させた近年のさまざまな論者の分析を参照しながら新型コロナウイルスのパンデミックを論じる武田（二〇二三）も見るべき点が多い。

＊21　厳密に言えばフーコー自身は生政治に対する規範的判断を行ってはいない。この点については檜垣（二〇一一）を参照のこと。そのことを踏まえた上でなお、以上のような規範的含意をフーコーの議論から読み取ることは可能であると筆者は考えている。

先に見たフーコーの指摘を考慮すれば、これらの懸念が指摘するステイホーム政策の偏りは、(バッシングの不適切性は別として)少なくともそれ自体としては必ずしも、公衆衛生の取り組みの失敗だとは言えない。というのも、集団としての健康を統計的に把握しそして推進する限り、ステイホーム政策は「集団全体で見れば」健康を改善した可能性があるからである。「恵まれた人々」が多数であり、その多数の健康が改善されるならば、そのことを持って集団としての健康は改善されたとみなすことは可能である。逆に言えば、集団としての健康維持にとってマイナスとなる人々を無視することは、集団という視点では適切でありうる。

ここに見られるような全体と少数部分の対立は、不健康の「スティグマ化」という形でも顕在化する。これは「不健康であることがスティグマと化し、不健康な人々が偏見や迫害に遭う事態が常態化しつつある」という問題である(玉手 二〇二二:七二頁)。典型的な例は肥満対策に見られる。肥満であることを防ぐための公衆衛生の取り組みは、医学的に適切に実施されれば、多数の人々の健康を改善するだろうと見込まれる。しかしそのような取り組みは同時に、肥満の背後にあるさまざまな理由への考慮ぬきに「肥満は望ましくないものだ」とみなす視線を生み出す。その結果、肥満である人々にとっては生きづらい社会となり、場合によっては精神的に健康を損なう事態が生じうる(碇二〇一三、二〇二三)。同様に感染症についても、感染拡大を防ぐという目的の下で、感染者が感染を撒き散らす加害者であるかのように扱われ、非難・排撃されるという事態も生じうるが、これもスティグマ化の一例であると言えよう(横田 二〇〇五)。感染者が他者への感染を引き起こす責任者として道徳的に非難されることは「犠牲者非難イデオロギー」とも呼ばれるが、これが科学的な理解に基づかないバッシングであることはいうまでもない（美馬 二〇二〇）。

このようなスティグマ化の一つの重要な懸念点は、公衆衛生の取り組みが成功すればするほど、スティグマの存在は見えづらくなることである。というのも、成功すればするほどに「集団全体で見た」健康の改善はたしかなものとなるとともに、それに付随するスティグマに苦しむ人々の姿を例外的なものとして扱うことがいっそう合理的になるからである。

集団の健康をめぐる問いは、以上のような形で、「誰の健康か」をめぐる問いへとつながっている。この問いについて丁寧に向き合わない限り、公衆衛生が人々の健康を守るのだという理解は、空虚なものとならざるを得ない。

5 公衆衛生の正当化

ここまで、公衆衛生の取り組みの内実を、その主体、介入場面、そして目的の三つの観点から詳しく見てきた（第2～4節）。ここまでの整理をふまえて、以下では改めて、公衆衛生の取り組みの倫理的正当化の根拠について考察する。すでに確認したように、公衆衛生の取り組みに付随する権利制約を正当化する根拠は主に三つある（第1節第2項）。すなわち、他者危害原理、パターナリズム、全体の利益である。以下、それぞれについて順番に論じていきたい。

他者危害原理は説得的な根拠となるか

はじめに、他者危害原理から見ていこう。他者危害原理が示す論理は、他者に危害が加えられるのを防ぐためであれば、一定の権利の制約は正当化される、というものである。広く知られているように、他者危害原理は一九世紀のイギリスの哲学者ジョン・スチュアート・ミルの著書『自由論』に起源をもつ（ミル 二〇二〇）。この原理は、個人の自由を重視する私たちの社会の基礎をなす考え方の一つとなっている。日常的な言い方をすれば、他人に迷惑をかけなければ自由にふるまってよいし、逆に他人に迷惑をかけるようなふるまいについては自由は認められない、ということである。

集団の健康を守るための公衆衛生においても、この原理に基づくことで、人々の健康に害を及ぼすような行為については制約を加えることが認められることになる。典型的な例が副流煙による健康被害を防ぐための、公共の場での喫煙禁止である。人は好きな時間に好きなものを食べて良いし、それと同様に吸いたければタバコを吸ってよいというのが原則だが、しかしそれが副流煙を通じて他人の健康を害するのであれば、そのようなふるまいは許されない、というわけである。

他者危害原理は一見したところ明白な基準であるように思われるが、問題がないわけではない。一つの問題は、他人に危害を及ぼす行為とそうでない行為の線引きが明白ではない、という点にある。そもそも、他人に危害を加えない問題など存在するのだろうか。私がコンビニのやきそばパンの最後の一つを購入すれば、後から店に来た人はそれを買うことはできない。それは危害ではないのか。また私が家にある焼きそばパンを食べれば、家族の誰もそのパンを食べることはできない。それは危害ではないのか。ある家に住むこと、ある大学に入学すること、ある職に就くこと、すべて他の誰かがその選択をする可能性を奪っている。

実はミル自身もこの問題に気づいている。『自由論』の中でミルは、「人間の自由にふさわしい領域」として、「個人とは区別されるものとしての社会が、利害を持つとしても間接的な利害でしかないような個人の領域」があり、そこでは行為が「本人にしか影響しない」と述べる。そして次のように続ける。「本人にしか影響しない、ということで私が言いたいのは、直接的に、かつ最初の段階において、ということである。なぜなら、何であれ本人に影響するものは、本人を介して他の人々に影響することもあるからである」（ミル 二〇二〇：三三頁）。要するに、他者危害原理は、直接的な影響・直接的な危害のみを対象とするというわけである。しかしこのように言っても、そもそも直接的な危害と間接的な危害の線引きができなければ問題は解決しない。[*22]

この線引きの問題は常に難しいものだが、公衆衛生の取り組みについて考える際にはとりわけ困難なものになると考えられる。というのも、第3節の「事実上の介入」の項で見たように、日常的な行為のほとんどすべてが健康に関連するからである。もし、「他人の健康を害する」という理由で個人の行為を制限できるとしたら、かなりの行為が制約可能となる。人前で喫煙することは、周囲の人々

＊22　実のところミル自身の線引きもそれほど説得的ではない。同じ場所でミルは当該の領域（＝個人の自由の領域）について「その領域に含まれるのは、個人の生活や行為の中で、本人にしか影響しない部分、あるいは他人にも影響するとしても、その人が自由に、だまされることなく自発的に同意して加わっている部分のすべてである」と述べている（ミル 二〇二〇：三三頁）。しかし現代社会において、私たちは明確な同意なしに多くの相互依存関係に巻き込まれている。そのような関係においては一切の強制は不当であり拒否できる、と考えるのは奇妙であろう。より詳細な線引きが求められる。

に副流煙を通じた健康被害を及ぼす。しかしこれと同様に、電気を無駄遣いすることもまた、環境破壊を通じて周囲の人々に（もしかすると副流煙よりもずっと深刻な）健康被害を及ぼす。

またこれとはちょうど裏返しの論理として、ある人が不健康になることは、さまざまな回路を通じて他者に危害をもたらすことになるため、健康でいなければならないと要求することが他者危害原理から可能になる。もっとも極端な論を挙げれば、個人が不健康になることは公的医療費の増大につながり、国家財政に負担をかけることになるが、それはすべての国民にとって不利益であるので、健康でいるよう強制すべきだと言うことができる。ある人が喫煙することは、たとえ周囲に人がいない（つまり副流煙による健康被害の可能性がない）場合であっても、その人が不健康になれば医療資源の浪費につながる以上、他者に危害をもたらす行為だというわけである。[*23]

以上のような過剰な干渉を防ぐためには、ミルが論じたように、直接的な危害と間接的な危害を区別すれば事足りるだろうか。すなわち、直接的に健康被害を及ぼす行為（例えば人前での喫煙）は制限することが認められるが、間接的に健康被害を及ぼす行為（例えば環境負荷の増大）については個人の自由を認めるべきだとする、と言えるだろうか。この論理はそれほどうまくいかない。というのも、第一に、直接的な危害と間接的な危害との区別は難しい。そして第二に、先に見た健康の社会的決定要因の指摘を踏まえれば（第4節第3項(2)）、直接的な危害のみを問題にすればいいことにはならない。社会的決定要因の指摘、あるいは「すべての政策において健康を考慮する」という標語の意義は、健康への間接的な影響こそが重要なのであり、直接的な影響だけに注目していては健康を促進できないという点にあるからである。

公衆衛生の取り組みに付随する個人の権利侵害の根拠を他者危害原理に求める理路には、以上のような困難さがある。では、他の根拠ではどうだろうか。

パターナリズムは説得的な根拠となるか

第二に、パターナリズムについて見ていこう。パターナリズムが示す論理は、行為者自身に危害がもたらされるのを防ぐため、あるいは行為者自身の利益を実現するためであれば、一定の権利の制約は正当化される、というものである。そもそも「パターナリズム」とは、介入対象者当人の利益を目的として、介入対象者自身の意志に反するとしてもなお、特定の行為を禁止したり強制したりすることを肯定する考え方である。パターナリズムは、日常的な言い方でいえばある種の「おせっかい」であり、無制限に認められるものではない。しかしパターナリスティックな介入が認められるべきだと考えられる場面がまったくないわけではない。私たちは部分的にパターナリズムを認めている。[*24]

パターナリズムがいついかなる場合にどの程度まで認められるのか、という問いはパターナリズムをめぐる議論の中核であるが、ここではこの問いについてはいったんおく。以下に検討したいのは、

＊23　このような議論は、その反転として、自発的に選択した行為によって不健康になった者を社会が救済する必要はない（つまり社会保障制度の対象から排除すべきである）、という、いわゆる「自己責任論」を生み出している。健康をめぐる自己責任論の哲学的な検討については、拙著、玉手（二〇二二）の第4章を参照してほしい。

＊24　パターナリズムにはさらに、強いパターナリズムと弱いパターナリズム、また手段パターナリズムと目的パターナリズムといった下位分類がある。これらの区別の詳細については拙稿、玉手（二〇二二）の五七–六三頁を参照してほしい。

公衆衛生の取り組みは、そもそもパターナリズムの枠組みに落とし込むことができるのかどうかである。この問いに肯定的な解答が得られるのでなければ、公衆衛生の文脈でパターナリズムの許容範囲を検討してもあまり意味がないことになるだろう。

第一に注意すべき点は、すでに見たように、公衆衛生の取り組みにおいて、目的は必ずしも明白ではないということである（第4節）。パターナリズムの重要な要素は、当人の利益のために、という目的の部分である。確認すれば、当人の利益以外の目的のために自由を制約することは許されないが、当人の利益を目的とするのであれば一定程度は許される、というのがパターナリズムの論理である。であれば、目的が当人の利益にあるのかどうかは重要なポイントとなる。

しかし公衆衛生の取り組みにおいてはここのところが必ずしもはっきりしない。一見して人々の健康の維持・増進を目的としているように見える公衆衛生の取り組みも、それ以外の目的のために実施されることがある。例えば、国家財政健全化のために糖分の多い清涼飲料水の販売を禁止するとしよう。これは国家財政健全化という目的のために人々の自由を犠牲にするものなのだろうか。それとも、表面的には人々の健康のためだと言いうる以上、パターナリズムの観点から許容されるのだろうか。その判断は難しい。

第二に注意すべき点は、たとえ目的が明白であったとしても、その目的の達成の意味がすべての人にとって同じものとはならないことである。例えば健康の改善を目的として、ある感染症の感染対策のための強制的な手段を取るとしよう。しかし感染症がすべての人に等しいリスクを課すとは限らない。仮にその感染症が、高齢者にとっては重症化の危険が大きいが、若者にとってはその危険がほとんどないとしよう。この場合、この感染対策は高齢者にとってはパターナリズムに基づいて正当化できるが、若者に対しては同様には正当化できない。[*25] また感染症対策に限らず、生活習慣病においても同様の偏りは生じる。人々のあいだでリスクが非対称であるような生活習慣の規制は、同様の問題を有するだろう（あくまで仮説的な例だが、例えば酒類の販売を全面的に禁止することは、社会全体で見れば健康に資するかもしれないが、もともと深酒をしなかったり、そもそもお酒を飲まなかったりする人にとっては直接の利益はない）。

このようなリスクの偏りは、新型コロナウイルスのパンデミック時に大きな問題となったことでもある。新型コロナウイルスのパンデミック対策の一環としての外出自粛によってもたらされた不自由は、職業や居住地域、家族構成などによって大きく異なるものとなった。オンラインに切り替えることが容易な職業もあればそうでないものもあるし、一人暮らしであれば自宅で済ませられることも家族がいればそうはいかなかったりする。それらを本人の健康を守るためだと一言で済ませることはやはり難しいだろう。小松（二〇二一）は、福島県いわき市の実情を念頭において、地域における感染対策について次のように指摘する。

＊25　この場合、高齢者へ感染させれば大きな危害になるわけであるから、若者への感染対策はむしろ他者危害原理によって正当化する余地があるかもしれない。しかしその場合には、すでに見たように他者への感染可能性はどこまでが直接的な危害なのかが問題となる（特に空気感染の場合にはかなりの範囲で危害可能性があることになり、それをすべて直接的な危害とすれば制限の範囲は膨大となるだろう）。

そもそも、地方都市では「三密」は揃いにくい。一密、二密までは揃っても、何十人も集まる機会なんて祭りくらいだし、人と会うのは屋外だったりするし、人との距離が離れていたりする。デフォルトで「ソーシャル・ディスタンス」が成立する環境です。感染者もそう多くはありません。……自分の頭で個別の状況を考えることなく、東京から流されてくる状況だけに踊らされていたら、人の流れだけでなく情報の流れも一極集中になってしまう。必要なのは、自分の地域や暮らし方に合った、それぞれの対策であるはずです。〔原文改行〕……地方の中山間部には、スマホやタブレットなんて使えないひとり暮らしの高齢者も多く住んでいますから、万が一の孤立を防ぐにも、実際に訪問して顔を見て確認するしかありません。（小松 二〇二一：二一〇-二一一頁）

この小松の主張に対して、勝手な理屈で要請を無視していると批判をすることは十分に可能であろう。しかし、感染のリスクも、行動制約の重さも、地方と都市部とでは異なるということは事実である。であれば、都市部と地方において同じ根拠で権利制約を正当化するのはやはり無理筋である。特に、当人の利益を根拠とするパターナリズムに基づいて正当化することが説得力を持つとは思われない。当人の利益はまさに状況に応じて大きく変わるものだからである。そしてまたこの議論が、第4節でフーコーに依拠しつつ検討した、公衆衛生の取り組みにおける少数者切り捨ての問題と関連することは言うまでもない。

以上の議論から、集団を対象とする公衆衛生の取り組みをパターナリズムで正当化することにもまた、いくつかの困難があることが理解されるだろう。

全体の利益は説得的な根拠となるか

ここまで見てきた他者危害原則もパターナリズムも、基本的に次のようなシンプルな行為を前提としている。すなわち、ある個人が別の個人に対して、直接的な影響をもたらすような行為である。しかし現実の公衆衛生の取り組みにおいては、不特定多数の人に対して、間接的な影響をもたらす行為についても検討の対象となる。となれば、残された三つ目の正当化根拠、すなわち「全体の利益」という根拠にこそ一定の魅力があるように思われてくる。全体の利益を増進するという理由は、はじめから個人ではなく全体に焦点を当てているからである。実際のところ、公衆衛生の取り組みがそもそも功利主義的な関心から発展してきたものであるという歴史的経緯をからも（児玉 二〇一二）、この理路には見込みがあると期待できる。これについて検討していこう。

全体の利益という観点から示される論理は、当該行為を制限することで社会全体の利益が拡大する場合には、一定の権利の制約は正当化される、というものである。この根拠の問題は、一見して明らかなように、「全体の利益」が何を意味するのかに多大な曖昧さがあるという点にある。これまでの歴史の中で飽きることなく繰り返されてきた指摘だが、曖昧なままの「全体の利益」の肯定には、「全体のために部分を犠牲にする」という発想につながる危険性がある。

まずは「全体」について見ていこう。公衆衛生の取り組みを全体の利益によって正当化するとすれば、ここで見られる全体とは、その取り組みの対象者の全体であると考えられる。しかし、先に見たように、公衆衛生の取り組みには多様な主体があり得るのであり、そしてそれゆえに取り組みの対象者にも多様なものが想定される（第２節）。もし公衆衛生の取り組みの主体が国家であれば、その取り組みから利益を受ける全体とは国民全体のことである。しかしもし主体が地方自治体であれば、全体が意味するところは当該地域の住民となるだろうし、主体が企業であれば、全体が意味するところは当該企業の従業員および関係者ということになるだろう。

さらに、ひとたび「全体」の範囲が特定できたとしても、その「全体」内部の多様性の把握においてもまた問題が生じる。例えば健康経営が、当該企業内の従業員の中でも正社員にのみを対象とし、非正規社員を除外して実施されるとしよう。もし非正規社員がそれほど多くなければ、このような取り組みも「全体として見れば」従業員の健康を改善すると言えるかもしれない。しかしそのような取り組みを「全体の利益」という言葉で正当化することにはやはり欺瞞があるように思われる。

以上のように、ある集団を「全体」として特定するにあたっては、全体の外部に排除されるものと、全体の内部で無視されるもの、これら二つが問題となる。そして実のところこの二つの問題は、「利益」の特定においても同様に当てはまる。すなわち、「利益」をひとたび特定すると、その利益から排除されたものと、その利益の内部で無視されるもの、この二つが問題となると言える。

公衆衛生の取り組みから人々が得る利益は、第一には「健康」である。しかし健康とは何を意味するのだろうか。健康の内実をめぐる長年の議論の蓄積にここで踏み込むことはできないが、ここでは一例として、WHOによる健康の定義、すなわち「身体的、精神的、社会的に完全に良好な状態」を採用するとしよう。この定義にもやはり二つの問題を見て取ることができる。第一に、この定義を用いると、終末期の人々の穏やかな日々を健康という形で捉えることができなくなる。なぜなら、そういった人々へのケアは、必ずしも完全に良好な状態にいたるためのものはないし、それに近づくためのものでさえないからである。第二に、この定義においてはまた、性的マイノリティの人々の身体の性をめぐる問題のような、少数者の問題が抜け落ちてしまう。なぜならそういった問題はしばしば、一般的に考えられる「身体的に良好な状態」において考慮されていないからである。前者は定義の外部への排除の問題、後者は定義の内部における無視の問題である。[*26]

以上のように、「全体」についても「利益」についても曖昧さがあることを踏まえれば、「全体の利益」を根拠に公衆衛生の取り組みを正当化することは、それほど簡単なことではないことが分かる。改めて確認すれば、ここで公衆衛生の取り組みを正当化する、ということの意味は、その取り組みに伴う権利侵害を許容してでも当該の取り組みを実施するべきだと判断される、ということである。中身の曖昧なまま「全体の利益のための権利侵害は許容される」と論じることは、極めて危険である。

より適切な正当化を促すための諸条件

以上の議論をまとめると、結局のところ私たちは、公衆衛生の取り組みを倫理的に正当化するにあたって、明快な基準となる根拠を今なお手にしてはいない、ということになるだろう。改めて確認す

＊26　根村直美はWHOの定義に対して、健康の促進を専門家の手に委ね、数値化できない要素を切り捨てることにつながりかねないこと、および活動的な生き方を肯定することの裏面として、活動的でない生活を差別化する危険を孕んでいることの二点を批判するが（根村 二〇〇四）、この前者を定義の内部の無視の問題、後者を定義の外部への排除の問題として把握することができるだろう。なお後の研究で根村は、後者の懸念については理解が広がってきた一方、前者の懸念については継続していると述べている（根村 二〇二三）。

れば、他者危害原理に基づく正当化は「直接の危害」の範囲に、パターナリズムに基づく正当化は「当人の利益」の範囲に、そして全体の利益に基づく正当化はまさしく「全体の利益」そのものの内容に関して、容易に解きほぐせないゆらぎを有している。それゆえ、端的にそれらの根拠を持ち出して、例えば「他者危害原理によって正当化される／されない」と一言で論じることは難しい。

では、正当化についてどのように考えていけばいいのだろうか。ここで再び第1節の議論を思い出せば、公衆衛生倫理学における正当化とは、まず当該の公衆衛生の取り組みについて付随する権利制約を正当化する適切な理由があるかどうか検討した上で、さらにその取り組みが不当な権利侵害を引き起こさないよう、いくつかの追加的な条件が満たされるように注意するというものであった。この構図はおそらく、独立した二つの検討段階として捉えるのではなく、むしろ相補的な検討領域として捉えるのがふさわしいだろう。すなわち、正当化根拠をその曖昧さゆえに拒否するのではなく、それらが有する曖昧さを十分に認めつつ慎重に用いた上で、そのような曖昧さのゆえに不当な権利侵害が起こらないように、さらに追加的に条件を精査することが適切なのではないだろうか。

そのような精査のための追加的な条件が具体的にどのようなものとなるのかは、さらなる詳細な検討が必要な問題であるが、ここで筆者が（あくまで試論的なものとして）念頭に置いているのは例えば以下のような条件である。

a．生活維持原則：取り組みによって、これまでの生活が大きく変更されたり、生活水準が大幅に低下したりする人が出てはならない

b．犠牲回避原則：取り組みによって、社会の中でこれまで恵まれない立場に置かれた人の状況がいっそう悪化することがあってはならない[*27]

c．反道具化原則：取り組みの中で、一部の人々の健康が、それとは別の目的のための手段としてのみ推進されることがあってはならない

d．尊厳保護原則：取り組みの中で、一部の人々の生活あるいは人格に対して、スティグマが付されることがあってはならない

これらの原則が満たされれば、本節で見てきたいくつかの懸念（例えば「直接の危害」の曖昧さのゆえに生活全般が規制されてしまうとか、「当人の利益」や「全体の利益」の曖昧さのゆえに一方的に負担だけを被る人が出てきてしまうとかいった事態が生じてしまうことへの懸念）、および本稿のさらに前の部分で見てきたいくつかの懸念を、ある程度まで回避できるだろう。このような、どうしても曖昧であらざるを得ない正当化根拠に基づく取り組みを適切な形で運用するための諸原則を、私たちは今後さらに検討していく必要があるだろう。

＊27　これの代わりに「取り組みが格差を拡大してはならない」あるいは「取り組みはすべての人に等しい利益をもたらすものでなければならない」といった、より平等主義的な原則を課すこともありえるが、そのような原則は厳しすぎる（ほとんどの公衆衛生の取り組みが実施できなくなる）と筆者は考えている。この考察が適切かどうかの分析は今後の課題である。

6 おわりに——公衆衛生の倫理をめぐる二律背反

本章は次のことを論じた。公衆衛生の取り組みをめぐる倫理とは、公衆衛生によってもたらされる成果を認めつつ、そこに不可避的に生じてしまう権利侵害を許容できる範囲に収めようと試みるものである（第1節）。そのような倫理的な検討のためには、公衆衛生の内実を捉える必要があるが、しかしその内実は極めて多様である。まず、その主体は必ずしも政府とは限らないし、また政府であったとしてもその意思決定の主体は一枚岩ではない（第2節）。加えて、公衆衛生の取り組みは直接に健康を改善する場面でのみなされるわけではないし、また直接に健康を改善する場面であったとしてもその介入は必ずしもシンプルに理解できるものではない（第3節）。さらに、公衆衛生の目的は人々の健康の改善だとは限らないし、また人々の健康を目的としていたとしても集団レベルでのいかなる健康が実現されようとしているのかは明確ではない（第4節）。このような内実の多様性を踏まえると、公衆衛生の標準的な正当化根拠は、実際の検討にそのまま適用できるものではなく、それゆえ追加的な条件の検討を通じてより適切な正当化を促していくことが求められる（第5節）。

ここまでの議論から、公衆衛生の倫理をめぐる、次のような二律背反（アンチノミー）を見て取ることができる。一方で、公衆衛生の取り組みの内実の多様性と、それに伴う倫理的な課題の複雑性を鑑みれば、公衆衛生の倫理的検討には理論的な土台が必要であると考えられる。場当たり的な検討では、いくつもある懸念を総合的に把握することは困難だろう。他方で、倫理的正当化のための根拠に含まれる曖昧さを踏まえれば、何かしらの理論をそのまま当てはめて解くことはできず、個別の状況に合わせた判断が必要であると考えられる。スマートな理論的解答を求めていては、事例ごとに様々に異なる論点を丁寧に論じることは困難だろう。

つまるところ、公衆衛生の倫理という課題は、単一の理論や正当化根拠で解決できるほど単純な問題ではないが、かといって場当たり的な取り組みで対処できるほど平易な問題でもないということである。だとすれば、理論的な検討を手がかりとしながら、事例ごとの判断を積み重ねていくしかない。それは一見したところ苦労の多い道のりと思えるが、しかし見方を変えれば、それこそが理論と実践を架橋していく正攻法だと述べることも可能である。理論的な華々しさとも、反理論的な無鉄砲さとも異なる、愚直な取り組みの継続こそが、私たちの未来世界の哲学のあり方なのかもしれない。

＊　＊　＊

【読書ガイド】

・赤林朗、児玉聡（編）『入門・医療倫理Ⅲ——公衆衛生倫理』勁草書房、二〇一五年〔解題〕公衆衛生倫理学の主要なテーマをほぼすべて網羅した教科書である。公衆衛生の歴史にはじまり、検討の土台となる倫理学および政治哲学の理論をふまえた上で、感染症対策や健康増進の倫理はもちろん、疫学研究の倫理や健康格差の問題まで解説する。幅広い内容をもちながらいずれも簡潔かつ明瞭に記述されている。

・玉手慎太郎『公衆衛生の倫理学——国家は健康にどこまで介入すべきか』筑摩書房、二〇二二年〔解題〕公衆衛生に関わる具体的な問題、例えば肥満対策や健康格差、自己責任論などについて倫理的に検討する書籍である。いわば現代日本における公衆衛生倫理学の実践書と言える。検討にあたって用いる倫理原則や概念区分を丁寧に説明しているため、入門書的な役割も担うことができる。なおこの本の副題は「国家は……」となっているが、このような枠組みで論じるやり方に一定の限界があることは本章2節で論じた通りである。

・児玉聡『予防の倫理学――事故・病気・犯罪・災害の対策を哲学する』ミネルヴァ書房、二〇二三年〔解題〕私たちの社会で取り組まれている様々な予防の取り組みを、倫理学の観点から考えていく一冊である。取り扱われる主題は非常に多岐にわたるが、医療および公衆衛生の領域における予防も多く取り扱われている。公衆衛生政策をより広く公共政策全般の中に位置付けて、他の取り組みとのアナロジーの中で考えることは、倫理的検討の視野を広げることにつながるだろう。

・美馬達哉『リスク化される身体――現代医学と統治のテクノロジー』青土社、二〇一二年〔解題〕私たちの健康増進の取り組みを、現代社会の様々な背景（テクノロジーの発展やグローバル化）との関係性の上に論じる著作である。政策を通じて健康を求めるべきか否かという問いを超えて、そもそも現代において「健康を求める」とはどういうことなのか、そしてそれは医学や公衆衛生の発展、さらには統治の深化とどのような関係にあるのかを問う著作であり、おおいに示唆に富む。

第3章　個人の集団、集合体《ホロビオント》の集団
――パンデミックが照らし出す二つの集合性

二〇二〇年代初頭の新型コロナウイルス感染症のパンデミックは、日本で暮らす私たちにも独特の経験をもたらした[*1]。厳密な意味でのロックダウンこそ課されなかったものの、県境をまたいだ移動や外出そのものの自粛が求められたり、レストランの営業時間が短縮されたりした。学校が休校になったり、オンラインでの帰省が勧められたこともあった。感染症専門家が自主的に記者会見を開いて情報を発信したり、ときの首相と並び立って記者会見に臨んでいた。歴史学者が明らかにしてきたように、新型コロナウイルス感染症は人類が経験したはじめてのパンデミックではない。ペスト、天然痘、コレラ、インフルエンザといった感染症はこれまでにも世界各地で同時に流行を引き起こしてきた（飯島 二〇二四）。とはいえ、現代を生きる私たちの多くにとって、今回のパンデミックが初めて体験したものであることは間違いないだろう。

新型コロナウイルス感染症のパンデミックは、私たちに様々な課題を突き付けてきた。感染症対策

＊1　本章は、科研費・学術変革領域（B）「パンデミックが照らし出す都市化と移動」（23H03793）の研究活動の一環として執筆したものである。

と人間の自由のいずれを優先するべきか。感染症専門家と政治家の関係はどうあるべきか。パンデミックと気候変動はどのような関係にあるのか。そして、まだ見ぬ次のパンデミックにどのように備えていくべきか。これらの問題がいずれも真剣に検討すべき重大な課題であることを認めたうえで、本章では、パンデミックが集合性に関する種々の想像力を解き放ってきたことに注目していく。感染症の流行に対応するためには、すでに病気になった人を治療する臨床医学だけでなく、集団（社会）レベルで流行を抑制する公衆衛生が必要とされる。だが、公衆衛生の対象とされる人間の集団としての社会とはそもそもどのようなものなのだろうか。

　振り返ってみると、人間の集団と一口に言っても、異なる規模や特徴を持った複数の集団のあり方が想定されてきたことが分かる。「欧米と比べると日本や東アジアの流行はそれほど深刻ではない」というとき、私たちは**地理的な領域**に基づいて人間を分類している。同じことは、日本国内に限定しても起きていた。日々、都道府県別の感染者数や死者数の推移が大々的に報道されていたことは記憶に新しい。一方で、屋形船やカラオケや居酒屋にリスクがあると言われるときに問題になっていたのは、地理的な領域ではなく人間の**身体が動き回る場**の特徴だ。同じビルのなかにリスクの高い業態の店とそうでない店が同居しうるし、何百キロメートルも離れた場所にも同じようにリスクの高い店が存在しうる。家族はもっと複雑だ。同居している家族が発熱したために学校や仕事を休むとき、一見すると、家という場を共有していることが問題になっているように思える。しかし、父と母と子はそれぞれに移動し、異なる人間（など）と独自の集団を日々刻々と形成し続けている。

　そう、人間は移動を繰り返し、離合集散しながら、そのときどきに異なる集団の一員になっている。このような動き回る人間と、そのような人間が寄り集まって構成する流動的な集団をどのように想像すればよいだろうか。このパンデミックが明らかにしてきたのは、「日本人である」とか「四〇代の男性である」と単純に述べるだけでは十分に把握できない、私と集団のあり方である。

そこで本章ではまず、多様な集団化のプロセスによって異なる集団が括りだされうることを、新型コロナウイルス感染症のパンデミックの経験を念頭に明らかにすることから始める。そのうえで、集団を構成すると想定されがちな個人そのものが分散的・流動的であるという発想を紹介することを通して、個人なるものが集団化の一変種としての個体化の結果として浮かび上がったものであることを示す。最後に、そのような分散的な自己が寄り集まって構成される集団のあり方について、再び今般のパンデミックの経験にもとづいて検討していく。これらの作業を通じて分類志向の想像力を解きほぐすことで、来るべき新たな感染症に対峙し、また、それに対応する際に生じうる負の影響を減じるためのレッスンを提供することが本章の目的となる。

1　集団化の結果としての集団

パンデミック下における人間の集団について考える際に、まずはっきりさせておかなければならないのは、人間の集団は最初から「自然に」存在しているわけではないということである。このことは、パンデミック下において、極めて多様な集団が生み出されてきたことからも分かる。

このパンデミックの流行が始まった二〇二〇年の春から夏にかけての日本では、欧米や南アジアなど比べて新型コロナウイルス感染症の患者数や死者数が少ないことが話題になっていた。ファクターXと呼ばれた何かしらの要因が、そのような事態を引き起こしているとされたのである。

すぐに注目が集まったのは、中国、韓国、台湾といった東アジア地域では日本と同様、感染者数や死者数がそれほど多くないということだった。そうして、ヨーロッパや北米、南アジアなどと比較しうる単位として東アジアが持ち出されることになった。私たちは、「日本で暮らす人たち」という集団の一員であるだけでなく、「東アジアの人たち」というより大きな集団の一員であるとされたのである。では、なぜ東アジアでは他の地域と比べて流行が緩やかだったのだろうか。新型コロナウイルス感染症の流行を抑える、どのようなメカニズムがそこにあったのだろうか。

様々な要因が挙げられた。例えば、結核を予防するために乳児に接種されるＢＣＧワクチンが、新型コロナウイルスに対する免疫と関係するのではないかという議論があった。北米やヨーロッパではＢＣＧの接種が行われていないために、他の地域と比べて免疫が十分に強化されていなかったのではないかと推測されたのである。このとき、私たちは、東アジアという地理的な領域から切り離されて、「ＢＣＧを接種したことのある人たち」という集団の一員とされた。

あるいは、ネアンデルタール人の遺伝子を継承しているかどうかが、新型コロナウイルス感染症の重症化リスクと関係しているのではないかという論文が発表されたこともあった。ネアンデルタール人の遺伝子を継承している人の割合は、地域によって大きく異なっている。この割合の高いヨーロッパや南アジアでは重症化する人の割合も高くなり、割合の低い東アジアでは重症化の割合も低いのではないかと考えられたのである。このとき、私たちは、「ネアンデルタール人の遺伝子を継承していない人たち」という集団の一員とされた。

取り沙汰されていたのは、生物学的な特徴だけではない。日本語は、例えば英語などと比べて、発音するときに息を強く吹き出す必要がないため、会話中に口から飛散する飛沫が少ないのではないかという推測もあった。関連して、花粉症などの影響でこのパンデミックの以前からマスクを着用する習慣があった人が多かったために、マスクを着けることに抵抗のある人が少なかったことが影響しているのではという話もあった。このとき、私たちは、「日本語を話す人たち」という集団や、「マスクの着用に抵抗のない人たち」という集団の一員とされた。

これらの要因が新型コロナウイルス感染症の流行や重症化の抑制にどれほど寄与していたのかについては、判断を保留しておこう。それは、厳密な科学的検証に基づいてそれぞれの専門家によって議論されるべきことである。いずれにしても、より強い感染力を持つオミクロン株の出現や、重症化を予防する効果を持つｍＲＮＡワクチンが利用可能になってからは、東アジアの特異性が多くの人の注目を集めることもなくなった。本章の議論の論点も他にある。

まず、これまでに挙げてきた集団が、「日本で暮らす人たち」とまったく無関係とは言えないものの、完全に重なりあっているわけでもないことは注目に値する。東アジアの人たちには日本で暮らす人たち以外も含まれるし、日本で生活していてもＢＣＧを接種したことのない人もいるかもしれない。ネアンデルタール人の遺伝子を継承している人もいるかも知れないし、日本語を話す人は日本以外にも存在しているだろう。[*2] マスクの着用が経済活動を縮小させるという信念に基づいて、それを徹底的に嫌う論者は日本にもあった。

より興味深いのは、「BCGを接種したことのある人たち」や「ネアンデルタール人の遺伝子を継承していない人たち」といった集団が有意なものとしていきなり登場し、あっさりと消え去った点にある。確かに、それらの集団はこのパンデミックの以前から存在していたし、今も存在していると考えることもできる。だが、それらが実際に意味のあるものとして話題にのぼることは、このパンデミック以前にはなかったし、二〇二四年初頭の現在もほとんどなくなっている。存在していたとしても言及されない集団は他にも無数に存在する。パンに「バターを塗る人たち」や「マーガリンを塗る人たち」といった集団が持ち出されることは、日常生活においてはほとんどない。「靴下を左足からはく人たち」や「髪をかきあげる癖のある人たち」も同様だろう。そのような数限りない集団のうちのいくつかのみが、二〇二〇年代初頭に突如として重視されたのである。

ここから分かるのは、私たちが意味のあるものと考える単位としての人間の集団は、誰かの検証や働きかけに先立って所与のものとして「自然に」存在しているのではなく、誰か（や何か）の働きかけによって括りだされて、重要性が付与されたり、消されているということである。この点について、フランスの思想家ミシェル・フーコーはかつて、注目すべきなのは国家そのものではなく、国家を作り上げていく働きとしての国家化なのだと述べていた。国家なるものは、国家化という働きの効果に過ぎないというのである（フーコー 二〇〇八：九三–九四頁）。同様に、アクター・ネットワーク理論の代表的な論者として名高いフランスの思想家ブリュノ・ラトゥールは、より一般的な述語を用いて「グループではなく、グループ形成だけがある」と明快に述べている（ラトゥール 二〇一九：五三–八二頁）。人間の集団について考える際、その集団が存在していることを何らかの検討に先立って想定するのではなく、そのような集団を作り上げようとする**働きかけや動き**にこそ注目しなければならない、というのが彼らの主張である。

2 個人の集団

それでは、新型コロナウイルス感染症の流行下の日本において、集団を作り上げていくどのような働きかけや動きが見られたのだろうか。「BCGを接種したことのある人たち」や「ネアンデルタール人の遺伝子を継承していない人たち」は、実際の流行状況に照らしてリスクの高い集団と低い集団を措定したうえで、その差異を生み出す生物学的な要因を統計学的手法を用いて推定することによって括りだされたものであった。このような、生物学的な特徴に基づいて人間の集団を括りだそうという動きは、古くて新しいものである。

生物学的な差異に基づく集団化

人間を生物学的な差異に基づいて分類しようという動きについて考える際には、人種という概念を避けては通れない。人類は異なる特徴をもった複数の人種から構成されており、生物学的な特徴に基

＊2 そもそも日本語だけが特別に飛沫を飛ばさないかどうかは慎重に検討されるべきであろう。その結果、「飛沫を飛ばしにくい言語を話す人たち」という新しい集団が作られるかもしれない。これが「日本で暮らす人たち」と完全に重ならないことは自明であろう。

づいて分類することができる。それだけでなく、そうして分類された人種には優劣があるとさえ考えられていた。人種主義と呼ばれる、今では時代遅れとなった古い発想である。

人種主義の基礎となる人種の分類に血道を上げていた人たちに、一九世紀から二〇世紀にかけてフランスで活動していた「人種論的人類学」者がいる（渡辺 二〇〇三）。文化人類学者の渡辺公三によると、一九世紀後半にこの分野の指導的な立場にいたポール・ブロカは、人骨をいかに正確に測定し数値化するのかに力を注いでいたという。例えば頭蓋骨の形に基づいて人種を区分するために、頭蓋骨の長さと幅の比という数値をあみだす。その上で、頭蓋骨の容積の差異が知性の程度を表しているという信念に基づいて人種間の能力の差異を措定し、序列化する。

渡辺によると、このような人種論的人類学の営みは、一般の人びとの人種についての想定に基づきつつもそれを強化するものであったという。実際に、人種という発想は、世論を煽ったり、外交において相手を非難するための前提としても利用されていた。それだけでなく、人種をめぐる議論は、国民国家の担い手とされる人種集団の人口減少をめぐる議論や、混血によって生殖やその他の能力が減衰するといった「血」の純粋性に関する問題とも関連づけられていた。人種は国家の軍事力や経済力に直結する問題であり、国家の存亡に関わるものとして真剣に考えられ、広範に根づいていた。

同時に、とりわけ植民地においては、人種という発想は感染症との関連でも議論されていた。ヨーロッパに由来する白人とは異なり、熱帯の気候に適応している植民地の人びとは、感染症に耐性を有しているだけでなく、感染症を育むゆりかごとも考えられていた。人間が感染症にかかるのは病原体に感染したからだというのは、現代を生きる私たちには当たり前のことのように思える。しかし、このような「病原体説」が科学的に正しいとされるようになったのは、たかだか百数十年前のことにすぎない。それ以前は、瘴気によって病気が引き起こされるという「瘴気説」の方が一般的であった（美馬 二〇二〇）。植民地にもともと住んでいた人びとは、この瘴気に対する耐性を備えているために病気になりにくく、同時に、その身体から瘴気を発生させることで病気の源泉にもなっていると考えられていたこともあった。人種という発想は、感染症について思考し、また、それに対応するための前提としても息づいていた（アーノルド 二〇一九、Nguyen 2010）。

その後、二〇世紀後半になると、人種という概念は急速に解体に向かうことになる。科学的には、人種間の差異よりも人種内の差異の方が大きいことが繰り返し表明されてきた。政治的には、人種という発想がナチスによるホロコーストを生んだことに対する深刻な反省がなされ、生物学的な特徴に基づいて人間を集団化して序列化したり、保持しうる権利に差異を設けることが厳しく批判されてきた。生物学的な特徴を政治の領域に持ち込むことは周到に避けられるようになっていった。

とはいえ、人種という発想が放棄されたからといって、生物学的な特徴に基づく集団化がすべてなくなった訳では無い。前述の「ネアンデルタール人の遺伝子を継承していない人たち」に類する集団化は今でも随所に見られるし、むしろ、パンデミック下に見られたように、増殖していると言ってもいい。このような遺伝学の進展に伴う新しいタイプの集団化に注目した初期の論者に文化人類学者のポール・ラビノウ（Rabinow 1996）がいる。

ラビノウが注目していたのは、ヒトゲノムプロジェクトと呼ばれた、人間の遺伝子をマッピングしていく科学的実践である。このプロジェクトが進んで、特定の病気を引き起こすリスクが遺伝子レベルで評定されるようになると何が起きるだろうか。特定の遺伝子をもっている人たちは、協力してその病気を治すための科学研究を支援するようになるだろうし、場合によっては、政府からの支援を取りつけるために陳情したり署名活動を行うようになるかもしれない。まさに、生物学的な特徴に基づいて集団化が起き、そうしてできた集団が政治的な運動体となると予想されたのである。

ここでは、自然と技術、生物学的なものと政治的なものは幾重にも絡み合うことになる。自然は、人間の集団がそうであったように、最初から「自然に」存在しているのではなく、科学技術を用いた人間の働きかけによってはじめて、有意なものとして措定される。そうして人為的に発見された自然が新たな自己認識と連帯の基盤を形成する。翻って、自然に基づいて集団化された集団が科学技術の進展を支援し、新たな自然を見つけたり、予防や治療の名の下に既存の自然を改編する手助けをする。このような事態が随所で起きている現代においては、何が自然に由来し何が人為的なのか、何が生物学的で何が社会的なのかを確定しようとすること自体に意味がなくなってくる。

このように論理を展開しながら、ラビノウは、科学技術によって新たに発見された生物学的な特徴に基づいて集団化された新しいタイプの集団のことを、生物社会性《バイオソーシャリティ》と呼ぶ。社会性という言葉は、生物学的なつながりを欠いた人々が集団を構成していることを意味する傾向がある。しかし、生物学的な特徴が社会性の基盤となる状況は、社会性という言葉が持つ非生物学的なニュアンスと矛盾する。生物社会性という言葉は、この矛盾の根底にある生物学的なものと社会的なものの分断を解消することを意図したものである。この生物学的なものと社会的なものの分かちがたさは、同時代を生きていたフェミニスト科学技術社会論者のダナ・ハラウェイの「サイボーグ」や「自然文化」(ハラウェイ二〇〇〇、二〇〇七)、先述したラトゥールの「異種混交的なネットワーク」(ラトゥール 二〇〇八)といった発想とも共鳴している。

ラビノウの提起した生物社会性を備えた人間の集団は、その後、世界各地で発見されるようになった。そのなかには、特定の遺伝子を共有していることに基づく集団だけでなく、特定のウイルスに感染していることに基づく集団 (Nguyen 2010) や放射線に被曝した経験に基づく集団 (ペトリーナ 二〇一六) もある。これらのことから分かるように、集団を作る基盤となる生物学的な特徴は、必ずしも先天的なものに限定されず、後天的なものも含まれるようになっている。

それでは、新型コロナウイルス感染症の流行下においてはどのような生物社会性が生み出されてきたのだろうか。「BCGを接種したことのある人たち」や「ネアンデルタール人の遺伝子を継承していない人たち」もそのような生物社会性の一つであろう。しかしより重要な集団化と考えられるのは、ズレをはらみながら継続的に行われていた世代に基づく集団化である。

新型コロナウイルス感染症の特徴として、高齢者の重症化リスクや死亡率が高かったことが挙げられる。高齢者施設で発生した大規模感染が多くの命を奪う悲劇的な事態も、日本各地で幾度となく発生していた。一見すると、この「高齢者」という集団は、生物学的な特徴にのみ基づいているように見える。しかし、私たちが、高齢者の命を守るために全体の感染率を下げるように呼びかけられているとき、高齢者という集団は単に生物学的な特徴に基づいているだけでなく、この感染症の流行を抑制する必要性を示す理由として持ち出される、社会的・政治的に配慮されるべき存在ともなっていた。その後、重症化のリスクが高いという生物学的な特徴に基づいて、優先的にワクチンを接種されることになり、それによって高齢者は当初の生物学的な特徴を変化させることにもなった。

同様に、「若者」も独特の特性を持っている存在として集団化されてきた。その際には、重症化リスクが低いという生物学的な特徴だけでなく、移動性が高いという行動上の特性にも注目が集まっていた。移動性が高い故に感染拡大を引き起こす可能性が高いとされ、感染対策に特に協力するように呼びかけられたこともあった。反対に、感染対策を緩めていく段階においては、重症化リスクが低いのだから、これまでとは異なる移動性の低い生活を若者に強い続けることはできないというロジックが盛んに用いられた。

若者はまた、新型コロナウイルス感染症の流行を予測するための資源としても活用されてきた。例えば大阪府は、二〇二一年三月一八日以降、一-二週間先の流行を予測するための「感染拡大の兆候を探知するための見張り番指標」として、「二〇・三〇代新規陽性者数七日間移動平均」とその前日比を日々発表するようになっていた。これは、二〇代と三〇代の人びとがその年齢に基づいて集団化され、未来を予測するための前哨兵（ケック 二〇一七：一七一-一九三頁）として利用されていたことを意味している。

興味深いのは、これらの世代に基づく集団化において、ウイルスの性質がつねに念頭に置かれていた点にある。新型コロナウイルス感染症が、例えばインフルエンザと同じように高齢者よりも未成年により深刻なダメージを与えるものであったならば、高齢者や若者はまったく異なる形で呼びかけられ、働きかけられることになっただろう。ワクチン接種の順番も、今回のパンデミックとは異なるものになっていただろう。遺伝病について考える際には、私たちの運命は遺伝子と直接的に結びつけられていた。それに対して感染症について考える際には、遺伝子や年齢といった私たちの生物学的な特徴だけでなく、それらとウイルスの関係が問題になっていたのである。[*3]この意味で、新型コロナウイルス感染症のパンデミック下で出現した生物社会性は、新しい科学技術だけでなく、新しいウイルスによっても駆動させられていたのである（浜田 二〇二四）。

公衆衛生による集団化

人間の集団は、必ずしも、生物学的ないし医学的な研究によって明らかになる生物学的な特徴を経由して集団化されるわけではない。新型コロナウイルス感染症の流行下で私たちが目撃してきた集団のなかには、公衆衛生的な介入によって集団化されたものも多数あった。そこでは、むしろ生物学的な特徴を括弧に入れた上で、社会的な特性から出発する集団化が行われていた。

そのような集団としてまず挙げられるのは、先述した地理的な境界に沿って集団化された集団である。このパンデミックの特徴の一つは、どこにどれくらいの感染者がいるのか、検査結果が積算されてリアルタイムで把握されていた点にある。もちろん、そうして作られた数字は、それ自体、自然の事実をそのまま写し取ったものではない。どのような人がどのような検査を受けていたのかは、その人が暮らしている地域の検査や医療の提供体制に依存しており、異なる地域で積算された数字を単純

＊3　生物社会性という科学技術に基づく新しい集団の形成が、ウイルスによって少なくとも部分的に駆動されたのは今般のパンデミックがはじめてというわけではない。ＨＩＶの流行に伴って、ＨＩＶとともに生きる人びとの集団が世界各地で組織されてきたことについては数多くの研究が蓄積されてきている（例えば Nyugen 2010）。

に比較することはできないからである。集団ではなく集団化に注目する必要があるように、事実も事実化のプロセスとともにセットで考える必要がある（モル 二〇一六）。

同時に、私たちは、そのような数字がどの単位で集計されていたのかにも注目する必要がある。世界的な動向に気を配る人は国を単位とした集計に注目し、事実化のプロセスを括弧に入れた上で、例えば、日本と欧米や、日本と他の東アジアの国々を比較していた。

日本国内で暮らす人たちの多くにとってより馴染み深いのは、都道府県を単位とした集計の方かもしれない。しかし、この都道府県を単位とする集団化は十分に厳密なものとは言えない。感染症の流行を抑制するための措置が都道府県単位で発令されることに対しては、例えば同じ東京都であったとしても、繁華街の集中している都市部と人口密度のそれほど高くない地域で一律に判断がなされることが批判されたこともある。反対に、大阪・兵庫・京都の三府県については、むしろ、緊急事態の発出や解除を政府に要請する際に足並を揃える必要がたびたび議論されていた。これらのことから分かるのは、都道府県という単位は感染症の流行状況を把握し、対策を取るための材料にするのに最良の単位というわけではなく、現状を単純化して把握するために有用な手軽な単位に過ぎないということである。同じ都道府県のなかであっても感染状況や人の移動を通じた結びつきの強弱には違いがあるし、異なる都道府県に属していたとしても人の移動によって緊密に結びついている地域もある。ウイルスは、人間が恣意的に引いた県境とは無関係に、移動したりしなかったりする。[*4]

他方で、この境界はまったく便宜的（すなわち認識論的・社会的）であるというわけでもない。このパンデミックの以前から、都道府県という単位は、いかにそれが恣意的なものであったとしても、種々の働きかけや動きを行う際の単位として用いられてきた。流行を抑制するために重要な役割を果たした保健所や病者の治療やケアにあたった病院や診療所の整備といった感染症への「備え」（ケック 二〇一七）についても、都道府県を単位として取り組まれてきた。同時にこのパンデミックでは、県境をまたいだ移動の自粛が要請されることによって、県境を越えてウイルスの流行が伝播する可能性を低減することが試みられていた。この要請は、まさに人間の移動を制限することによって境界を高くし、それぞれの都道府県に住む人たちを一つのまとまりとして、実態としても（すなわち存在論的・生物学的にも）集団化するものであった。

同時に、パンデミックの流行下で重視されていた無視できない単位として業種がある。業種を単位とする集団化は、大規模感染が起きた場所の性質を分析することから始まった。そうして、屋形船、スポーツジム、ライブハウス、展示商談会、カラオケ、いわゆる「夜の街」といった大規模感染が起きやすい場所がまずは措定された。このとき、私たちは、「日本で暮らす人たち」でも「都市部の人たち」でもなく、「カラオケに行っていた人たち」という集団の一員として認識されることになった。

＊4　特定の地域に対してロックダウンなどの対策を課す抑制《ミティゲーション》という手法が面的な想像力に基づいて感染症の流行を理解するのに対し、ウイルスを伴った人間の移動の痕跡として想像される線によって離れた地域が結びつけられているイメージは、感染者がいつどこにいてそこで誰と接触していたのかを追跡していく封じ込め《コンテインメント》という手法と相性が良い（浜田 二〇二四）。前者に比べて後者の方が緻密で労力のかかる取り組みであることは間違いないが、このことは必ずしも面的な想像力よりも線的なイメージの方がより実態を反映しているということを意味しない。新型コロナウイルス感染症に関して問題になるのは感染させる者と感染する者の接触であり、それは、面や線というよりは、時空間における点として想像するべきだからである。

並行して、東アジアの人たちに対して行われたのと同じように、その業種がなぜ大規模感染を起こしやすいのか、メカニズムが検討されることになった。ただし、公衆衛生で問題にされたのは、そこに集う人間の生物学的な特徴ではなく、人びとが集う場の特徴の方である。そうして、大規模感染を起こしやすい場所に共通する環境の特徴として、三密＋二（密閉、密集、密接、長時間、大きな声）があることが明らかになった。「東アジアの人たち」から「BCGを接種したことのある人たち」や「ネアンデルタール人の遺伝子を継承していない人たち」へと集団がズラされたのと同じように、リスクが高いのは「ライブハウスの人たち」や「夜の街の人たち」ではなく、それらと無関係とは言えないものの、完全に重なり合っているわけではない「三密＋二の場所にいる人たち」へとズラされた。

ある集団の重要性を減じ他の集団の重要性を増やすこのような**ズラシ**の実践は、少なくとも部分的には、特定の集団の人びとに対する差別的な眼差しを解体したり、スティグマを覆い隠したり、風評被害を軽減することに寄与しうる。公衆衛生による集団化は、リスクの高い集団を名指すことによりその集団に対する偏見を植えつけたり、増悪させることがしばしば指摘されてきた（波平 二〇二二、美馬 二〇二〇）。この意味で公衆衛生による集団化は、人種を確定しようとしていた十九世紀フランスの人種論的人類学者のそれと同じように、科学的とされながらも、特有の政治性をはらんだ実践であると言うこともできる。とはいえ、真理の生産が政治性をもつこと自体を批判することはそれほど生産的であるとは言えない。すべての真理はつねに政治的な効果を持つからである。むしろ、ここで述べてきたように、公衆衛生による探求が、継続的に集団をズラし、別用の集団化を連続して行っていることにこそ注目すべきである。この際、公衆衛生による集団化は、既存の偏見を強化する場合もあれば、解体する場合もある。そうであるならば、人文学に求められているのは、公衆衛生的な実践がはらむ政治性を大上段から指弾することではなく、公衆衛生が行っている複数の集団化の営みのあいだにある批判的な関係をえぐり出すことである（モル 二〇二四）。

このような観点からすると、このパンデミックのあいだに行われた公衆衛生による業種に対する集団化は、アンビバレントな性格を有している。大規模感染が起きた場所を単に名指すのではなく共通の特徴を抽出することによって、業種に基づく集団化を解除しようという動きを見せた一方で、感染対策ガイドラインの策定を業界団体に求めたことによって、業種という単位の強化も図っていたからである。遅くとも二〇二一年三月末までに、二七一の業界団体がそれぞれにガイドラインを策定し、政府に届け出ていた（浜田 二〇二四）。

業界団体が自ら主体的にガイドラインを策定するように仕向けることは、医療人類学者のビン・キム・グエンが「治療の共和国」と呼ぶ、新たな統治の体制を思い起こさせる（Nguyen 2010）。フランス語圏西アフリカにおけるＨＩＶ感染症への対応について検討する中でグエンは、人びとに対する治療とケアを担い、そこで暮らす人びとの福祉を担っているのは国家ではなく、国際機関や国際ＮＧＯを中心とする分散的な統治体制としての「治療の共和国」になっていると指摘していた。これに関連して、東アフリカの生物医療と医学研究のあり方について研究を続けてきた医療人類学者のポール・ウェンゼル・ガイスラーは、国家の役割を部分的に肩代わりする国際機関やＮＧＯを「パラ国家的なアクター」と呼んでいる（Geissler 2015）。

パンデミック下において感染症対策の一部を担うことになった業界団体は国家の役割を部分的に肩代わりするパラ国家的なアクターである。[*5] だが、このことは、業界団体が統治される側から統治する側へと回ったことを意味しない。自ら作成したガイドラインに従ってなお大規模感染を引き起こしてしまえば、批判は、国家ではなくガイドラインを作った業界団体へと向かうことになる。あるいは、どこかの店で大規模感染が起きたならば、遠く離れた地域にあったとしても、同じ業態の店は同じ集団の一員として集団化され大きなダメージを負うことになる。それぞれの業界団体は、経済的な利益を追求することのコストとして、感染拡大を引き起こすリスクを自らの責任で背負い込むように導かれ、このリスクについての認識に縛られることになる。業界団体は、成員を統治する主体であると同時に、そのような主体であるようにと統治されてもいた（＝主体化させられてもいた）のである。

統治の主体が同時に客体でもあるという性格は、業界団体にのみ当てはまるわけではない。私たち一人ひとりについても妥当する。それぞれの状況に応じて適切に判断しながら臨機応変に対応して欲しいというメッセージは、「要請」や「自粛」という言葉に拭い難くこびりついている。同時に私たちは、マスクをしたり、仕事を休んだり、電車のなかで大声で話すといった、日常的で些細な振舞いによって他の人たちの行為や境遇に影響を与えてきた。電車の中でマスクをせずに咳をすることで、周囲の人が距離を取るべく車両を移動するとき、私たちは他の人間の行為を統治している。

国家も、一方的に統治するだけの存在ではない。業界団体のガイドラインや自粛の要請がうまく機能せず、感染者数が増加していけば、より強権的な対策をとるように強いられることになる。新型コロナウイルス感染症が、結局のところ一人の人間から別の人間へと感染していく以上、個々の振舞いが感染状況に累積的に影響を与え、それによって国家の政策や振舞いも導かれることになる。

統治という発想を広めることに寄与したフーコーは、統治を主権とは異なる発想として特徴づけている（フーコー 二〇〇七：一〇九－一四二頁）。主権という発想においては、支配者は支配の対象から距離を取った外在的な存在だと想定される。それに対し、統治という発想においては、統治者は統治の対象の一部を形成する内在的な存在とされる。この意味で、このパンデミックにおいて公衆衛生によって集団化された業界団体とその成員の関係や、国家と市民の関係は、支配する者とされる者に単純に分けられるものではない。すべてのアクターが同一の環境の中で動き回りながら、互いに統治し統治される関係にある。このような関係を想像するためにふさわしいのは、人類学者のティム・インゴルドがときにアンリ・マティスのダンスの絵を用いて表現するようなメッシュワークという比喩かもしれない（インゴルド 二〇一八：一八－二六頁）。

3　ホロビオントの集団

これまで本章では、新型コロナウイルス感染症の流行下で、どのような集団がどのような集団化の働きかけによって前面に出されてきたのかについて検討してきた。そこでの集団化は、着目する特徴

＊5　おそらく、日本における新型コロナウイルス感染症への対応において、この意味でのパラ国家的なアクターとして強烈な印象を残したのは業界団体ではなく、感染症専門家の方である。この点については拙著（浜田 二〇二四）を参照のこと。

や集団の規模に違いがあるものの、一つの共通点をもっていた。医学や公衆衛生によって集団化されてきたのは、もっぱら「個人の集団」と呼べるようなものであった。そこでは、集団を構成するものは一人ひとりの人間であるとされ、かつ、**人間のみ**であるとされてきた。

他方で、哲学や人類学においては、感染症は集団についての別種の想像力を解き放つ契機ともなってきた。それは、人間がウイルスやマスクといった**人間以外のもの**《ノンヒューマン》とともに構成する集団についての想像力である。そこでは、私たちが、通常、一個の人間である考えている存在そのものが、周囲の物や環境に応じてその特性を変える集合体として考えられてきた。

分散的な自己とその重なり合い

人間が周囲の物や環境との関係でその特性を変化させることは、このパンデミックのあいだ、極めて頻繁に意識されてきたことでもある。新型コロナウイルス感染症を発病した人は二週間にわたって隔離されるべきとされたときに問題になっていたのは、その人がこのウイルスを飛散させるという特性をもっているということである。このとき、私たちは、単なる人間としてではなく、ウイルスと結びついた集合体である「人間＋ウイルス」として扱われていた。あるいは、電車の中で咳をしている人がいたとき、その人がただの人間ではなく、マスクと結びついた集合体としての「人間＋マスク」であるのかどうかを気に掛ける人は、今でも少なくはないだろう。この意味で、二〇二四年現在においては、「人間＋マスク」は、「ＢＣＧを接種したことのある人」や「ネアンデルタール人の遺伝子を継承していない人」よりも、有意な形象となっている。

考えてみれば、私がこの文章を書けるのは私が単なる人間ではなく、「人間＋ラップトップ」だったり「人間＋コーヒー」であるからである。あるいは、私たちが他の人と対面で会話をするときに困らないのは、私たちが単なる人間ではなく「人間＋服」だからである。より歴史的に長い視野で眺めるならば、「人間＋服」としての私たちは、ただの人間であれば生存の難しい環境に進出することで生息範囲を広げてきた。人間は周囲にある様々な物と関係を取り結び、集合体となることによって、（健康であったり、文章を書けたりするといった）特性と能力を変化させてきた。

このような周囲の物や環境と絡み合いながら存在している人間のあり方について、再びラトゥールは、ロックダウンによって移動を制限された経験に基づいて議論を展開している（Latour 2021）。公衆衛生的な介入によって移動の自由が制限されることは、いかにも不当なことに思える。しかし、考えてみれば、そもそも人間には無制限に移動する自由が与えられていたわけではない。人間の移動能力は身体にのみ帰されるわけではない。道があり、橋があり、車や船や飛行機がある。それらのものが作られ、整備されている**限りにおいて**、人間は移動のための仮初の自由を享受できる。人間の特性や能力は、周囲にどんな物や環境があるのかによって変化する。

ここからラトゥールは、人間を進化生物学者のリン・マーギュリスの提出したホロビオントという発想を用いて想像するように私たちを誘う（Latour 2021, p. 47）。ここでいうホロビオントとは、相互に依存し合う異質なアクターの集合体のことなのだが、依存先が刻一刻と変化するためにホロビオントの構成要素と輪郭は固定されていないとされる。構成要素としてのアクターには人間だけでなく「人間以外のもの」も含まれるし、この「人間以外のもの」には通常の意味では「生きて」いないものも含まれる。ラトゥールは、そもそも、私たちが通常「生きている」と考えているものと「生きていない」と考えるものを区別することすら拒否する。シロアリとシロアリの巣があれば、前者は生きているが後者は生きていないと通常は考える。しかし、巣がなければシロアリが生存できないのであれば、シロアリは巣と一体的な集合体として扱う方が適切である。同時に、シロアリの巣は個々のシロアリとは異なる生を生きていると考えることもできる。一匹のシロアリが潰えたとしても、巣は別のシロアリ（＋巣）の一部でもあるので、成長し続けることができる。

同様に、人間が橋をかけ、キツネが毛皮を育み、植物バクテリアが酸素を生み出しているとき、通常は前者のみが生きていると考え、後者は生きていないと考えられる。しかし、後者は前者によって作られているだけでなく、前者の生存を（少なくとも部分的には）支え続けている。そして、前者の命が潰えた後も、他の生き物と関係を取り結ぶことによって生きながらえたり別用に使われたりする。シロアリの巣が生きていると考えうるのであれば橋も毛皮も酸素も生きている、いや、すべてのものが生きているのだ、とラトゥールは述べる（Latour 2021, p. 22）。

とはいえ、周囲の物や環境と絡み合ったホロビオントとしての私は、どこまでも無限に広がっているわけではない。どこまでも移動できるわけではない以上、私が関係を結ぶことができる物や環境には制限がある。もちろん、物の方が移動してくることもある。私の生存を支えている物たちは、明らかに、私が移動している範囲よりもはるかに遠くからやってきている。米や野菜や肉といった食べ物だけでなく、電気やガスといったエネルギー、さらにはそれらを作り出すために必要となる肥料や飼料や化石燃料は、地球上のあちらこちらで採掘された後、輸送されている。私たちは、世界各地に張り巡らされた輸送ルートを通じてそれらの地域に距離を保ちながら寄生している存在であり、この意味で分散的でありながら、同じようにあちらこちらに距離を保ちながら寄生している別のホロビオントと重なり合っている（Latour 2021、モル 二〇二四）。

同時に、私の特性や能力を作り上げている私以外の存在やその痕跡は、皮膚の外側にのみ展開しているわけではないことにも留意しておく必要がある。私たちの皮膚の内側にも、複数の存在が含みこまれている。そのように考えることもできる。

私たちの身体を構成する物質《サブスタンス》について考えてみよう（松尾 二〇二三）。「ネアンデルタール人の遺伝子を継承している」かどうかが問題になっているとき、私たちは会ったこともない、はるか昔の祖先の残滓が自らの身体に含まれていると想像している。そして、そのような他者との関係が、私たち自身の（重症化しやすいといった）特性や（免疫を持っているという）能力と関係していると考えている。あるいは、日本では、自分の身体を父母からもらったものであるから大事にしなさいと言われたり、祖先から「血」を引き継いでいると言われることもある。ここでは、私という存在は個として存在しているのではなく私以外の多くの人間とともに集団を構成しており、さらにはそのような集団の他のメンバーと共有している物質が私の皮膚の内側に含まれていると考えられている。

再び人間以外のものにも目を向けるならば、私たちの身体には、通常、私の一部であるとは考えられない大量の細菌やウイルスが住み着いている。腸内細菌やマイクロバイオームといった言葉は、そのような存在を名指すものである。私たちは、それらの存在の生存可能性を支えていると同時に、それらの存在によって整備されている。身体を維持するために私たち自身の細胞よりも多くの細菌を必要とするのであれば、この身体を私のものと言うことはできるのだろうか、とラトゥールは問いかける（Latour 2021, p. 46）。

あるいは、食べ物に目を向けるとどうなるだろうか。私たちは、日々、食べ物として周囲の環境の破片を体内に取り込み、それを資材として用いることによって身体を維持している。そうして私たちは、自らの身体の形をあるていど維持しながら、代謝の過程を通して構成物質を変化させ続けている。このような存在のあり方を、オランダの人類学者アネマリー・モルは、トランスフォーメーション（変容）ではなくトランサブスタンス（変‐質）と表現している。そうして私たちは、世界のなかを動き回るのではなく、私たちの身体の内側で世界を動かしているというのである（モル 二〇二四）。

このような、外的にも内的にも他者と関わり合いながら集合体を形成している人間と、今般のパンデミックを引き起こした新型コロナウイルスの関係をどのように考えることができるだろうか。人間の側からすれば、このウイルスは、私たちの生を支えるために世界各地から集められてくる様々な物よりもはるかに容易に世界中を移動しているように見える。私たちは、他の人間との接触を避けたり、マスクを着用したり、換気を強化することによって、このウイルスの移動を妨げようとしてきたが、それを完遂することはできなかった。このウイルスの生息環境は人間の生息環境を覆い尽くしている。むしろ、鹿などの野生動物への感染を通して、人間よりも広大な領域へと進出していると言うべきだろう。明らかに、このウイルスは米や携帯電話や車よりも広大な範囲へと広まっている。

反対に、ウイルスの側から眺めるならば、ウイルスにとっての人間はシロアリにとっての巣のようなものと言えるかもしれない。ウイルスもシロアリと同様、巣（である人間）の外では生存し続けることはできない。ただし、人間はシロアリの巣とは異なり、それ自体、移動を繰り返す。そして、人間がその数をこれほどまでに増やし、移動能力をこれほどまでに高めてきたからこそ、新型コロナウイルスはこれほどまでに広大な範囲へと広まることができた。人間の数と移動能力が、例えば鹿と同程度であったならば、パンデミックは起こり得なかっただろう。

同時に興味深いのは、ウイルスもまた現在寄生している私の身体以外の身体にも距離を保ちながら寄生しているという点にある。新型コロナウイルスの特徴として、変異を繰り返すことによってワクチンや感染によって獲得した免疫から逃避する点が挙げられる。この免疫逃避性という能力は、当然のことながら、免疫を備えている身体が無ければ獲得されることはない。この意味で、私の身体へのこのウイルスの感染可能性は、免疫逃避性が獲得された際に寄生していた別の人間の身体に支えられている。ウイルスにとっての巣は、現に寄生している哺乳動物の身体だけでなく、時間的にも空間的にも分散している。[*6] 私たちの身体が分散しているというときの機序とはやや異なるものの、しかしながらなお分散しているのである。

ここまで述べてきたように、集団を同質的なものだけから構成されるものとしてではなく、異質なものによっても構成される集合体であると考えるならば、「人間の集団」のイメージは一変する。人

*6 「新型」コロナウイルスが、人間への感染性をいつ獲得したのかは厳密にははっきりしていない。しかし、それが、他の哺乳動物と極めて長期にわたって共生してきたことは意見の一致するところであろう。この意味で、このウイルスは、免疫逃避性を獲得したときの人間の身体だけでなく、それに連なる人間や、何世代にもわたる哺乳動物にも依存し続けている。

間は、人間以外のものと絡み合うことによって性質や能力を変える。そのようなものは、皮膚の外側にも存在しているし、内側にも存在している。それらは、コーヒーやマスクのように私たちの生を支えている場合もあれば、遺伝病を引き起こす遺伝子やウイルスのように生を脅かしうることもある。人間もまた、世界各地で資源を採掘することによってその地域にダメージを与えることもあれば、他の生き物の生息環境を保全することもあるだろう。同時に、広範囲に散らばっているホロビオントであるのは人間だけではない。新型コロナウイルスもまた、人間とは異なるメカニズムで複数の身体に距離を取って寄生している。それが、人間以外の哺乳類を含めた種々の宿主にポジティブな影響を与えうるかどうかについては、私たちはまだよく知らない。

家族のようなものの多重性

人間やウイルスが、それ自体、個として存在しているのではなく、異質なものと絡み合って一つのホロビオントを構成しているのであれば、そのような集合体としてのホロビオント同士が集まってできる集団についてはどのように考えることができるだろうか。人間とウイルスの関係について考えるとき、それぞれをホロビオントであると想定していても、私たちは依然として一対一の関係にあるものとして想像しがちである。そのような思い込みを解きほぐし、本章の前半で検討していたように、改めて集団化について考えてみることはできるだろうか。そのような試みの出発点として、ここでは「家」という場に集う「家族のようなもの」に注目してみたい。人間がウイルスにとっての巣であるならば、人間にとっての巣として家を想定することができるかもしれない。そして、その家に住んでいるのは人間だけではないかもしれない。

家をシロアリの巣のようなものとして眺めると、個体が集まって家族を作るのではなく、家によって個体の生存が支えらえている姿が見えてくる。このような発想は、集団をやや実体的に扱っているように見えるかもしれない。しかし、これまで述べてきたように個体それ自体が分散的なものであるとするならば、個体という単位そのものが集団化の結果であることに気がつくだろう。そうであるならば、個体とは異なる単位である「家族のようなもの」に注目することは、別様の集団化のあり方を示すことによって、むしろ集団化の多様性を示すという本章の裾野を広げるものともなる。

文化人類学では、個体ではなく家の方に自律性を見出す議論は繰り返し行われてきている（森山二〇二一）が、ここでは、行論の都合上、そのなかでもクロード・メイヤスーの議論（メイヤスー一九七七）から出発したい。マルクス主義人類学の代表的な論者の一人として知られるメイヤスーは『家族制共同体の理論』において、主として西アフリカの人びとについての民族誌に基づきながら、家という単位が個としての人間に先立って存在していることを指摘し、その形が歴史的にどのように変化しうるのかについて検討している。そのためにメイヤスーが注目するのが、人間は、生存を支えるための食料を得ることも子孫を残すことも一人でできないという厳然たる事実である。

では、人間はどのような単位で食料を確保し、子孫を残してきたのだろうか。メイヤスーは、やや図式的なやり方で狩猟採集とイモ－バナナ農耕、それに穀物農耕の三つを取り上げ、この生産様式の違いが集団の作り方の違いに直結するのだと述べる。メイヤスーによると、生産様式の違い、すなわち人間が周囲の物や環境と取り結ぶ関係の違いは、まずもって時間性の違いとして現れる。狩猟採集は、道具の作成を含めた労働から食料の獲得までの時間が短く、入手できる食料の保存期間も短い。それに対して穀物農耕は、労働から食料の獲得まで時間がかかるが、成果は長く保存できる。イモ－バナナ農耕は両者の中間に位置し、それなりの時間をかけて獲得した食料が、それなりに保存できる。

生産様式はまた、集団のサイズにも影響を与える。狩猟によって食料を確保する場合、概ね十数人程度の集団で狩りを行う必要があるので、複数の家族から構成されるバンドと呼ばれる集団を作ることになる。しかし、バンドの人数が増えすぎると一人あたりの分前が少なくなりすぎるので、人びとは離合集散を繰り返し、結果として狩猟採集民の集団のサイズは一定の範囲に収まることになる。他方で、イモやバナナは、それ自体は食料として利用できない茎や根を用いて比較的容易に株を増やすことができるため、数人から構成されるような一つの家族が労力をかければ十分に食料を確保できる。ただし、イモやバナナは災害には弱いので、狩猟採集と組み合わされることが多いとメイヤスーは述べる。それらに対して穀物農耕は、投下する労働量が膨大であるために多くの人間が集まることにメリットが有り、また、それ自体が食料でもある種子を最初に撒かなければならないという特徴を持っている。そのため、穀物農耕においては、先に食料を手にしている年長者による年少者への食料の貸付が恒常的に行われていることになり、年長者による年少者の支配が確立する。この支配関係が世代を経ながら拡大することで親族集団が生まれる。メイヤスーは、この穀物農耕によって形成される世代間の紐帯に基づく親族集団を「家族制共同体」と呼び、産業社会において子ども生み育てる主要な単位となってきた家族の原型になってきたのだと述べる。[*7]

このようなメイヤスーの主張に対しては異論も提出されてきているが、いずれにしてもここで重要なのは、メイヤスーが人間の集団が生産様式によって集団化されると考えていた点にある。人間の集団がまず「自然に」存在しており、それらの集団が状況に応じて生産様式を選択するのではなく、生産様式がまずあって、それにふさわしい形で集団化が起きているというのである。こうして生まれた、ホロビオントとしての人間の集団のなかで、より小さなホロビオントとしての人間もまた育てられ生かされてきたというのだ。

メイヤスーの『家族制共同体の理論』から四十数年を経て出版された『反穀物の人類史』（スコット 二〇一九）において、アメリカの政治学者・人類学者であるジェイムズ・スコットは、穀物農耕が始まった地域の一つとされているメソポタミア地域についての考古学や生物学の新たな成果に主に依拠しながら、狩猟採集と非穀物農耕と穀物農耕という三つの生産様式についての議論をアップデートしている。スコットの検証は多岐にわたるが、本章の議論にとって重要なのは、スコットが穀物農耕による集団化の不安定性を強調していることと、家には人間だけでなく人間以外のものも住んでいることに注目している点にある。

スコットの議論の骨子は、人間は一つの生産様式に固執していたわけではなく、複数の生産様式を

＊7　紙幅の都合で省略するが、メイヤスーは、人間の集団が存続するためには、食料の生産だけでなく人間の生産、すなわち生殖が必要になるとも述べている。また、年長者の年少者の支配が、先住者による移住者の支配にも拡張されていくことについても考察を加えている。これらの議論は、集団化のプロセスを分析する議論としても秀逸である。

組み合わせており、また、時間とともに生業を変化させながら生きていたという点にある。穀物農耕の開始は人類史における画期的な出来事であるかのように語られがちだが、必ずしも快適な生活を提供するものであったとは言えず、人びとは穀物農耕を強制する国家から逃げ、狩猟採集や非穀物農耕へと生業を変化させることも頻繁にあったという。穀物農耕こそが家族制共同体や国家という集団を生み出す力を有していたと想定していたメイヤスーに対し、スコットは、穀物農耕は集団化だけではなく離散化の力も備えていたのだと指摘しているのである。

穀物農耕が必ずしも人間にとって快適な生活を提供するわけではない理由のひとつは、それが集住を必要とするからであり、集住が感染症の流行を引き起こすからである。ここでスコットが、ドムス複合体と呼ぶ集団に注目する必要が出てくる。メイヤスーは、家族に類する集団について考える際に、あくまでも人間のみから構成されていた集団を想定していた。それに対しスコットは、ドムス、すなわち家は、人間以外のものをも含みこんだ集団の母体なのだと考える。ここでいう人間以外のものには、家畜や栽培植物だけでなく、ネズミやゴキブリや蚊、あるいは細菌やウイルスといった片利共生生物も含まれる。そして、人間は、それらの人間以外のものたちとともに移動を繰り返しながら生息範囲を拡大してきただけでなく、この家という新しい環境に適応する形で自己家畜化し、自らの能力や特性を遺伝的にも非遺伝的にも変化させてきた。

今般のパンデミックの経験に基づいて、家という環境を共有する複数種からなる集団というスコットの発想をアップデートするとしたらどうなるだろうか。生産様式や場の共有だけでなく、感染に注目しながら家族について検討するなら何が起きるだろうか。結論を先取りするならば、新型コロナウイルスの存在が示唆するのは、スコットが描くよりもより複数的で複雑に重なり合った濃淡のある「家族のようなもの」の姿である。

はっきりさせておく必要があるのは、ドムス複合体について検討する際にスコットが念頭に置いていたのは、一つの家というわけではなく、複数の家が寄り集まってできた町や都市であったという点である。このとき、例えばネズミやゴキブリや蚊は私の家の住人であるだけでなく、隣の家の住人でもある。私は、隣の家には自由に出入りできないが、ネズミやゴキブリや蚊はむしろ複数の家に自由に入り込めるかもしれない。そうであるならば、私とともにドムス複合体を構成している存在は、それぞれに異なる範囲を移動していることになる。私の巣とネズミやゴキブリや蚊の巣は、異なる範囲に広がっている。まず家があって、そこに種々の存在が集っているのではない。それぞれの存在がそれぞれに巣を築いており、それらが重なり合っている場所としてドムス（＝家）があるのである。

このように人間と人間以外の様々なものたちが異なる範囲に広がっており、それらが特に濃い密度で重なる空間をドムスと呼ぶのであれば、今度はドムスの方を私たちが普段は家とは呼ばない場所をも名指しうる言葉として拡張してもいいだろう。例えば、「生活の場」である保育園や高齢者施設、「居場所」としての学校や職場、「アットホーム」な雰囲気を売りにして常連を集めるカフェも、ドムスと言ってもいいかもしれない。そして、それらの場所に集う人たちも、バンドや家族制共同体やドムス複合体と類似の、しかしながら別種の「家族のようなもの」を形成していると考えてみたらどうなるだろうか。それらの「家族のようなもの」に、夫婦とその子からなる「核家族」を含めてもよい。だが、「核家族」の成員は、同時に、複数の「家族のようなもの」に、それぞれ別々に属している。

再び、「家族のようなもの」は人間のみで構成されているわけではない。犬やメダカやウサギやカブトムシは家族の一員だったり、学校に行けば会える友達だったりする。新型コロナウイルスはどうだろうか。二〇二〇年代初頭、私たちは、新型コロナウイルスをドムス複合体の最新のメンバーとして迎え入れることになった。それだけではない。このウイルスは「家族のようなもの」という人間の集団の意味づけを決定的に変容させた。

日本における新型コロナウイルス感染症への対応においては、いわゆる「クラスター」と呼ばれる、大規模に感染を拡大させるイベントを防ぐことに力が入れられていた。しかし、感染者に対する聞き取りを通じて感染経路を確認してみると、「クラスター」を通じた感染よりも家族のあいだでの感染の方が多いことが早いうちから分かっていた。にもかかわらず、家庭内感染を防ぐための措置よりも「クラスター」を防ぐための措置が重視されていたのは、防ぎづらい家庭内感染のリスクを減らすためには、家庭にウイルスを持ち込まないことが重視されていたからだった。

狭い空間のなかで生活や寝食をともにする家族のあいだでは感染を防ぐことは難しい。これは、新型コロナウイルス感染症に限定されるものではない。ノロウイルスもインフルエンザも、同じように家族内での感染を防ぐのは簡単ではない。これは、片利共生生物と一緒にドムス複合体を構成している私たちのあり方の一つの側面である。単純に、「家族のようなもの」は、「病原体を共有している集団」なのだと言ってもいいだろう。

だが、それほど濃密な接触でなくても感染する新型コロナウイルスに限って言えば、「病原体を共有している」のは同居家族に限定されない。保育園、高齢者施設、学校、職場、カフェ。それらの場所に集う「家族のようなもの」の成員も、ウイルスに感染するリスクを共有することになった。しかし、居酒屋やライブハウスに居合わせることやホテルの隣室に宿泊することがウイルスに感染するリスクを共有することになるのであれば、「家族のようなもの」はどこまでも増殖していくことになる。それこそ、「クラスター」と「家族のようなもの」の違いがつかなくなるほどに。両者は、いったいどれほど異なっているのだろうか。

そこに集う人たちのあいだの所属意識の濃度が、つまり社会的な意味づけが異なるというのは一つの回答になりうるだろう。保育園や学校や職場よりも、家庭の人間関係の方がより濃密で、ポジティブであれネガティブであれ感情的に彩られている傾向が強いと言えるかもしれない。ウイルスを共有する点においては変わらないとしても、たまたま居酒屋で居合わせた人やホテルの隣に部屋に宿泊していた人とはそこにおいて異なっている。では、ライブハウスはどうだろうか。同じように互いに見知らぬ者であったとしても、同じアーティストのファンとして家族のように感じることもあるだろうし、過去にSNSを通じてやり取りをしたこともあるかもしれない。

あるいは、場を共有する時間の長さが違うのだと言うこともできるだろう。寝食をともにする家庭や、日中の生活の場である保育園や学校や職場は、カフェや居酒屋よりも長時間にわたって場を共有する。この時間の長さが、ウイルスの感染可能性を高め、ウイルスを共有する集団として集団化していく働きを強める。だから、保育園に子を通わせたことのある人ならよく知っているように、保育園はこのパンデミックのはるか以前から、病原体を共有する場となってきた。

だが、新型コロナウイルスはそのような認識を乗り越えていく。とりわけオミクロン株以降の新型コロナウイルスは、人間たちの所属意識や場を共有する時間に頓着せずに、身体から身体へと飛び移り、生息範囲を広げていく。そうして私たちは、自覚の有無に関わらず、出会った人とこのウイルスを共有してしまう。短時間の集まりであっても、「クラスター」と呼ばれるインスタントなドムスを出現させてしまう。この意味で、新型コロナウイルスは、既存の「家族のようなもの」の新たな成員となっただけではない。これまでそう思われていなかった場所に、ウイルスを共有している集団としての「家族のようなもの」を次から次へと出現させてきたのである。

とはいえ、病原体は新型コロナウイルスだけではないし、すべての病原体が新型コロナウイルスと同じくらい容易に感染するわけではない。新型コロナウイルスに注目することで集団化される「家族のようなもの」は、例えば蚊によって媒介されるマラリアやネズミによって拡散されるペスト、水源が汚染されることによって流行するコレラを共有するという観点から集団化される集団とはまったく異なる姿をしている。大きさも持続性もトポロジーもすべてが違っている。新型コロナウイルスは、確かに、このウイルスを共有するいくつもの集団を前面に出してきた。しかし、それらの集団のすべてが他の病原体も同じように共有しているわけではない。カフェに一時的に集う人と保育園に通う子どもたちでは、共有している病原体の幅に大きな違いがある。

ここから分かるのは、病原体を共有する集団としての「家族のようなもの」は、それぞれの病原体の特徴に基づいて別々に存在しており、それが重なり合って存在しているということである。ドムス複合体は、人間にとっての家に限定されるわけでも、均質なものとして都市を覆い尽くしているのでもない。異なる範囲に巣くっている別種の存在が重なり合うように存在している多重的なものとして想像すべき形象なのである。

4　集団化の見本市

本章では、新型コロナウイルス感染症のパンデミックという特定の状況に根ざした形で、人間の集団についてどのように考えればいいのか、幅広く検討してきた。この作業を通じて明らかになったのは、人間の集団について考えるときに有効な出発点を提供してくれるような固定的な足場は一つもないということだった。一つの集団が前面に出されるときには他の集団が覆い隠される。集団を形成する単位としての個と考えられるものも、別の視点から眺めるならば、それ自体、集合的なものとして現れてくる。すべてが流動的に揺れ動いている。それでも世界を秩序だったものとして何とか把握するために、そして世界をよりマシな状態に導くために、様々な集団化の営みが行われてきた。新型コロナウイルスのパンデミックは、そのような集団化を駆動する多様なロジックが持ち出される、見本市のような状況を作り出していた。

世界各地で同時に流行するパンデミックは、地域間の感染状況の違いに注意を向けさせてきた。そうして、日本や東アジア、都道府県といった地域に基づく集団を前面に出すことになった。同時に、そのような流行状況の差異がどのような機序に基づいて現れてきているのかを検討する中で、それぞれの地域に暮らす人びとの生物学的な特徴が推定され、それに基づく集団化も起きていた。

とはいえ、生物学的な特徴に基づく集団は、人間の働きかけに先立って存在している純粋に自然なものというよりは、ゲノム技術や遺伝子データベースといった人間によって歴史的に蓄積されてきた科学技術によって事実化されたものである。同時に、世代に注目しながら述べたように、生物学的な特徴に基づく集団は、社会的に新たに意味づけられ、それに基づく種々の働きかけを受けることによって、生物学的な特徴そのものを変化させていく生物社会的な存在でもあった。

パンデミックにおいては公衆衛生に基づく集団化も起きていた。そこでも、恣意的に思える集団化を実質的なものへと変化させていくプロセスを確認した。同時に、公衆衛生についての議論では、集団化する権力と集団化させられる市民をしばしば対立的なものとするメタレベルでの集団化が起きてきたが、この対立的なイメージには特有の問題があることも指摘した。人間の集団と権力の関係について考える際には、継続的に集団がズラされていく際の、複数の集団同士の相互批判的な関係にこそ注目すべきである。

本章の後半では、人間だけが集まって作る集団ではなく、人間が人間以外のものと共に作り上げている集団に注目した。人間は、皮膚の外側にある環境や道具と一体化することによって特性や能力を変化させる集合体である。さらに、このような人間を支える要素は、ときに他の人間と共有されており、遠方に距離を保って存在していることもある。この意味で、人間は分散的であると同時に重なり合っている存在である。新型コロナウイルスはこのような人間の一部を構成するものとなっているが、ウイルスの側から眺めるならば、人間こそがこのウイルスの生存を支える集団の一部を構成しているのである。

シロアリの巣がシロアリと同じように生きており、シロアリとは異なる時間を生きているとするならば、家族に類する集団も人間と同じように生きており、個々の人間とは異なる時間を生きていることになる。そのような独自の時間を生きる集団として、狩猟採集を行うバンドや穀物農耕を行う家族制共同体と呼ばれてきたものがある。これらが基本的に人間のみによって構成されているとされるのに対し、家という言葉に由来するドムス複合体は、家畜や栽培植物、寄生生物や病原体もその一員とするような発想であった。

本章の終盤では、このドムス複合体という発想を拡張することで、「家族のようなもの」を病原体によって集団化される、「病原体を共有する集団」として措定しようと試みた。容易に感染していく新型コロナウイルスの流行下で見られたのは、この意味での「家族のようなもの」の増殖であった。同時に明らかになったのは、異なる特徴をもつ病原体に応じて異なる特徴をもった「家族のようなもの」を見出すことができるという事実であり、そのような複数の「家族のようなもの」が重なり合いながら存在しているという多重的な形象であった。

人間のみで構成される集団も、人間以外のものと共に構成する集団も無数に存在しうる。そのなかのいくつかだけが、一時的に暫定的に有意なものとされる。そのような集団化のあり方を記述し、新しい集団化の可能性を探ることで、自明なものに思える集団をズラしていくこと。人間の集団について考えるというのは、そのような営みのことである。この営みを可能にするような複雑な母体を何と呼ぶべきだろうか。私はそれを、さしあたり「地上《アース》」と呼ぶことにしたい。

＊　＊　＊

【読書ガイド】

・アネマリー・モル『食べる』田口陽子、浜田明範、碇陽子訳、水声社、二〇二四年〔解題〕人間を、話したり考えたりする存在としてではなく、まずもって食べる存在として考えたら何が変わるだろうか。ある、知る、する、考えるといった行為をどのように想像し直すことになるだろうか。食べることを通して人間の存在様式について問い直したこの本は、本章の記述が依拠している経験哲学という方法の最良の入門書であり、現在における最高の到達点の一つとなっている。

・浜田明範『感染症の医療人類学』青土社、二〇二四年〔解題〕新型コロナウイルス感染症のパンデミックの経験を、私たちはどのように考えればいいのだろうか。また、そこから、私たちは何を学ぶことができるだろうか。この本では、本章の記述の前提となっている理論的背景やより広範なトピックに言及しながら、人類学における新しい記述の方法とパンデミックを生きる経験について詳述している。

・ジェームズ・スコット『反穀物の人類史――国家誕生のディープヒストリー』立木勝訳、みすず書房、二〇一九年〔解題〕人間を他の人間とだけでなく、他の種や技術とも共生したり寄生しあってきたと考えると、人類史についての理解はどのように変化するだろうか。ドムス複合体という発想を用いながら人類史を捉え返す本書は、まさに人間以外のものに注目することによって、人間同士の関係についての理解が大きく更新されうることを示すものであり、この意味で多種に注目する議論の好例となっている。

・アドリアナ・ペトリーナ『曝された生――チェルノブイリ後の生物学的市民』粥川準二監訳、人文書院、二〇一六年〔解題〕チェルノブイリ原子力発電所の事故によって被爆した人たちの生の経験について丁寧に記述した本書は、「生物学的市民」という概念を提出することによって、生物学的なものと社会的なものの分かちがたさを経験的に記述した好著である。集団化や生物社会性といった概念の有効性が、パンデミックや感染症に関する思考に留まらないことを、本書から学ぶことができる。

第4章　デジタル化と社会防衛
――医療・健康・身体情報の利活用と生政治、規律権力、そしてジェンダー・ポリティクス

二〇二四年の現下、ここ十数年のデジタル化は社会に多大な影響と変革をもたらしていると言われている。例えば、①スマートフォンの普及によりデジタル技術の個人化と日常生活への浸透が急速に推し進められたり、②Ｓｕｉｃａのような交通ＩＣカード使用の定着により個々の公共の交通機関の利用記録が把握できるようになったり、③街頭では至る所にＣＣＴＶが設置され人々の動きの監視が進められるようになったり、④行政においては個々の保険診療における保険点数情報を、銀行口座や税や社会保障の際に使用されるマイナンバーに紐づけして管理する「マイナ保険証」の普及が進められたりしている。このような状況においては、一個人が通院すれば自らが街を歩く姿と位置情報、地下鉄やバスの利用記録、処方箋薬の記録等の多様な個人情報が、スマートフォン、交通ＩＣカード、ＣＣＴＶ、マイナ保険証といったデジタル技術を通じて集積され、その二次利用であるビッグデータ［以下ＢＤ］分析を含めたデータ利活用も行われるであろう。これらがもたらす監視やサービスの享受は、個々人の生活から社会レベルに至るまで――保健所では所管の人口の予防接種率を瞬時に把握できたり、インターネット通販では購入履歴から個別のおすすめ商品が並べられたり、ＳＮＳでは

ネット閲覧履歴から個人に選別された広告が表示されたりするように――その多くが無意識のうちに常態化している。結果として日常世界が「監視社会」（ライアン 二〇〇二）や「監視資本主義」（ズボフ 二〇一九）と呼ばれる状態へと移行し、デジタル技術によってもたらされる映像やデータ二次利用による統計結果等によって、私達の日常が無意識のうちに管理や統治されていると考えられている。

このような移行を含め、科学技術が生活世界そして人間主体に深く浸透していく状況について、哲学者のP・P・フェルベークは、哲学者のM・フーコーの概念を用いながら、「現代技術文明においては、技術こそが主体形成に介入する権力の最も主要な具体例」として捉え、私達が行うべき倫理的な思索の方向性を示している（二〇一五：一四二頁）。すなわち「技術とは、主体の構成のされ方の一つであり……『人間性』を『技術』から守ろう」とするのではなく、「自分たちの実存が技術に媒介され」ていることを前提として、私たちのそのような主体形成に対し、どのように意図的に「介入の仕方を」構築していくのかを倫理的な課題（フェルベーク 二〇一五：一四三頁）として位置づけようとしている。この視座に触発を受け、本章ではM・フーコーの社会防衛に関する思想を主に用いて、監視社会と監視資本主義がもたらす統治のあり方の変容と、技術的に媒介された主体のあり方の変容について論じる。その結果としてフーコー思想の今日的な意義も考えることになるだろう。

諸説あるだろうが、フーコーは特にその後期において、近現代社会における社会防衛の一環として、主体と統治のあり様が変化してきた点に着目した探究をしてきたと思われる。そこには「権力の役目は社会を防衛することである」（フーコー 二〇〇七a：二一一頁）という視座から近代社会の権力作用を検討しようという、フーコーの企てがあるだろう。そしてこれから論ずるように、そのようにフーコーが追究したものが、昨今のデジタル化による監視社会や監視資本主義により、更なる展開をみせていくと筆者は考えている。

そこで本章はフーコーが探究した社会防衛としての権力作用のうち、特に注意を払ったと思われる人間の生と性に関与する医療・健康・身体に関し、それらに関する情報のデジタル化という技術に着目して議論する。したがって本章の目的はフーコー理論の紹介や検証ではなく、フーコーが想起した社会防衛としての権力作用が、医療・身体情報のデジタル化に伴い、どのように現代社会で発展しつつあるのか、あるいは、どのような発展可能性があるのかを明らかにすることである。

この目的に沿って本章は以下のように進められる。第1節ではフーコーの概念のうち、第2節で用いる生権力としての「規律権力」と「生政治」について概説する。第2節は、健康・身体情報のデジタル化に伴う生権力の新たな展開を読み解くべく、「次世代医療基盤法」と呼ばれる医療BD分析を含めた医療情報利活用を支援する政策と、健康都市として先進的な取り組みを実施している弘前市の事例を扱う。第3節では、生権力からフーコーが発展させた統治性と司牧《しぼく》的権力の概念について素描する。第4節は、医療・健康・身体情報を利活用したビジネスによる統治性の行使、特に司牧的権力の新たな展開を論じる。具体例として自己トラッキング技術、特に「フェムテック」と呼ばれる「月経周期管理アプリ」を扱う。ここでは「性」を扱うことを考慮すべく、ジェンダー理論の観点も応用する。また当該アプリを通じた性と生の統治性においては、アプリ利用者がある意味でデジタル化技術と融合や連関をしていく度合いが高いため、人間とモノのハイブリッド化を考えるツールとなる科学技術社会論の「アクターネットワーク理論」も援用して論じる。第5節では、ここまでの記述をまとめつつ、フーコーの社会防衛の思想の文脈で、現代の医療・健康・身体情報のデジタル化をどのように捉えられるかを――前述の他の思想枠組も用いながら――結論づけていく。

1 フーコーの生権力

後期フーコーでは、一七世紀以降の欧州国家主権が如何に社会防衛のための新たな権力作用を展開するようになったかが探究されている。それは「生‐権力」(以下は「生権力」と記述)と呼ばれ、二方向から作動する(フーコー 一九八六:一七八頁、以下フーコーの著作は基本的に出版年と頁)。一つは「人間の身体の解剖‐政治学」(同前:一七六頁)または身体を「従順で有用なものにしようとする権力」(二〇〇二:二二二頁)であり、「監視と調教を伴う、個々の身体に対する権力メカニズムによる調節」(二〇〇七a:二四八頁)を展開する力である。それは規律を個々人に内面化させる過程でもあるため、「規律を特徴づけている権力の手続き」と位置づけ(一九八六:一七六頁)、「規律権力」とも呼んでいる(二〇〇七a:一八二、一八七頁)。規律権力の典型例として、近代国家における監獄や学校の制度において、受刑者や生徒が看守や教師からの監視と調教を通じ、自身の時間や空間の使い方を含めた規律や規範を、主に身体的に内面化し、社会や労働環境に有用で従順な主体を形成していくことが挙げられる。その成果として、近代社会では工場労働者が決められた場所に配置され、時間通りに黙々と決められた流れ作業を行える身体・主体になっていると考えられる。

他方は「人口の生‐政治学」と呼ばれる「生かし死ぬに任せることからなる権力」（一九八六：一七五‐一七六頁）または「生かせるか、死の中に廃棄する権力」（二〇〇七a：二四六頁）である。それは「生命を、人間‐種の生物学的プロセスを考慮に入れ、このプロセスに対して規律ではなくて、調整を保証する」力である（同前：二四六頁）。これは「生政治」とも呼ばれるが、公衆衛生をはじめとした人口を対象にする医学が配置されることが好例であり、「個別的な現象や一個人としての人間」を対象とせず、人口に対する「予測、統計的評価、包括的措置」を問題とし、「生きた存在からなる人口に内在する偶発性の周りに安全のメカニズムを配置し、生命の状態を最適化」する権力作用である（同前：二四四‐二四六頁）。わが国においては、母子健康手帳やそのアプリの普及が例として挙げられるだろう。それは母子人口の健康状態把握と乳幼児への予防接種の実施をできるだけ確実に実践することにより、様々な統計的評価を行い、その評価から母子保健を予測し、それら評価や予測にもとづいた包括的な措置を行うこと――すなわち母子人口に対する安全メカニズムの配置――を可能とする力である。具体的には、予防接種の普及により人口全体を感染症から防御したり（なお予防接種による個人のメリットは、副反応のリスクも伴うことから必ずしも一致はしない）[*1]、乳児死亡率と妊産婦死亡率を下げたり、母子人口の健康状態を向上させたりすることで、母子人口に対する安全のメカニズムが配置されることを指す。このように生政治は人口の生命の生物学的プロセスを考慮し、人口全体の生命にまつわる状態の調整を保証するのだ。

＊1　この部分はフーコーの（二〇〇七b：六九‐九九頁）による天然痘と種痘の議論と、この議論への西迫大祐（二〇二一）による考察を参照している。

フーコーはこのような規律権力と生政治は分離したものではなく、「多くの場合……たがいに連動して」いるとしている（同前：二四九頁）。そして「一般的に言って、『身体』と『人口問題』の接点にある性は」、その連動の最良な例の一つと位置付けている（一九八六：一八五頁）。性現象は一方で「身体の規律に属」し、「身体の生というものへの手がかり」として（同前：一八四頁）、いわゆるアブノーマルなセックスを取締るといった「セクシャリティの正常化＝規範化」を伴って（二〇〇二：五三頁）、「身体的行為として、個体を対象とする恒常的監視という形態をとる規律的管理」（二〇〇七a：二五〇頁）が配置される領域としている。他方で「性現象は……繁殖に影響を及ぼす」ため（同前：二五〇頁）、「種の生というものへの手がかり」として（一九八六：一八四頁）、遺伝的形質や子孫の健康を含めた「住民人口の調整・制御に属する」領域（二〇〇七a：二五〇頁）としている。すなわち個々人と人口全体の各々に対して、「種と子孫と集団的健康の向上をテーマとして」（一九八六：一八五頁）性・生殖についても規律と調整の技術を結び合わせた統治をし、いわゆる正しいセクシャリティ、産児制限を含めた生殖の管理、母子の健康向上などを誘導し、規律権力と生政治は相互に連携して行使されていくのである。

その上でフーコーは、性に限らず「身体から人口に広がる領域を、権力が一方では規律のテクノロジーによって、他方では調整のテクノロジーによって覆い尽くした」としている（二〇〇七a：二五一頁）。つまり生命一般を引き受ける生権力のただ中に現代社会はあるとしたのだ。

このような生権力はデジタル化に伴い、私達の社会でどのように展開しているのであろうか。次節で見ていこう。

2　医療・健康情報のデジタル化と生権力

前節でみたように生権力は、生にかかわる身体の様々な状況を、統計を典型とした人口という方向からと個々人という方向からとの二方向から把握して作動する。本章で詳述するように、デジタル化はこの把握を大きく支える技術となる。まず前者の人口という方向から見ていこう。

人口の状態を把握する監視社会や監視資本主義の成立要因の一つに、デジタル化がもたらしたBD分析がある。紙媒体の記録を用いればデータ集積にも個別のケースの分類と検索にも統計処理にも多大な労力を要するが、デジタル媒体ならば比較的簡便に実施できるからである。医療・健康・身体にかかわる個人情報も例外ではない。

この一五年余り北米と欧州各国や日本などの多くの先進国では、診療記録や処方箋など日常に用いる医療情報が電子化されるにつれ、これらの情報を集積して二次利用するBD分析を含めたデータ利活用への期待が大きくなり、その制度が整備されていった。[*2] 日本でも二〇一八年に所謂「次世代医療基盤法」が施行され、二〇二三年五月には同法改正を経て「改正次世代医療基盤法」（正式名称は医療分野の研究開発に資するための匿名加工医療情報及び仮名加工医療情報に関する法律）が成立した。

＊2　この辺りの事情は、筆者の以下の文献を参照のこと――佐々木（二〇一九）、佐々木ほか（二〇二〇）、木村ほか（二〇二〇）。

それは以下のような手順で、複数の医療機関の医療情報と複数の地方自治体にある行政情報を集積し、それらを安全に利活用することを可能とするものである。[*3] まず医療機関や行政機関はオプトアウト（病院や町役場のポスター添付やリーフレット・冊子の配布等を通じて予め本人に通知し、本人が提供を拒否しない場合）によって、それぞれが所有する患者や住民の顕名のデータを、主務大臣から認可を受けた「認定事業者」と呼ばれる事業者に提供することが可能である。なお医療機関や行政機関に対しては、そのような提供が政策的に推奨されているが、その義務は無い。認定事業者は提供されたデータを管理し、そのデータを用いた研究を望む研究者らに対してリサーチに必要とする加工——例えば、複数の機関の記録をリンケージ（例えば、一個人の自治体の健康診断の記録と、整形外科医院の記録と、内科医院の記録を一つに統合する）——を行う。その加工後、認定事業者は研究者に、個人を特定できない加工を施した「匿名加工医療情報」として、または個人の特定が著しく困難な仮名加工を施した「仮名加工医療情報」として、研究データを提供する。仮名加工医療情報を利用する場合は、個人特定が不可能とは言い切れないリスクとデータ秘匿性の重要性を考慮して、安全にデータを用いられるという認定を主務大臣から受けた「認定利用事業者」に、その使用は限られる。なお一連のデータ授受に伴い、データ提供者には認定事業者から報酬は生じないが、利用者にはデータの保管や処理や加工に対する費用負担が生じる。[*4]

したがってこの制度を利用すれば複数の医療機関にまたがる診療記録を用いた研究や、医療情報と行政情報を連携させた研究が、比較的円滑に且つ安全にできるようになることが期待されている。なぜなら複数の機関にまたがるデータを利用する場合は、インフォームドコンセントを含めた複雑な手続きが必要なため、以前は不可能なことが多かったからである。

つまりこの制度は、複数の機関が保有するデータの利活用によって大規模でより包括的に住民人口の身体や健康を統計的に調べることを可能にするのだ。もっとも認定事業者へのデータ提供が任意なため、すべての機関が提供しておらず、英国やフィンランド等の全医療機関が提供するような制度を持つ国々[*5]のように人口全体を網羅できないが。

この制度により、過去の状況に遡って大規模に調査する研究が進展していく点は、医学研究の立場からは福音だろう。しかし前述したような権力作用として捉えれば別の側面が見えてくる。人口を様々な疾病や怪我のリスクから防衛するための統計的評価と予測が、BD分析でより正確に行われたり、機械学習［以下ML］や人工知能［以下AI］によって行われたりすることが、膨大なデータの利活用を通じて可能となる。そのため、より包括的な措置を取る道が拓けてくることを意味するからである。

先に挙げた母子健康を例に考えてみよう。BD分析やMLやAI等により、①妊婦の体重の特定の変化があるリスクの予兆とされるようになったり、②胎児のエコー画像や妊婦の血液検査から疾病や障害がより高確率で予測されるようになったり、③幼児の乳歯の特定の状態があるリスクの予兆とされ

＊3　「医療分野の研究開発に資するための匿名加工医療情報及び仮名加工医療情報に関する法律」と内閣府（二〇二一、二〇二三年）の公的な公開資料を参考に記述している。
＊4　交換価値を持つようになった医療情報の資源化については、佐々木（二〇一九）を参照のこと。
＊5　佐々木（二〇一九）、佐々木ほか（二〇二〇）、木村ほか（二〇二〇）を参照のこと。

るようになったりするかもしれない。そうすると母子人口に対し、より詳細で頻繁な検診と監視を行い——第4節で触れる自己トラッキング技術の利用を含めて——そのようなリスク予備軍には診療または堕胎へと繋げるような道を拓くといった包括的な措置が取られていく可能性があるだろう。つまりこのような調整する力は、リスクがある一定の集団を把握し、人口のリスク回避のために母子をより健康に「生かし」たり（リスクが高いと判断された）胎児を「死の中に廃棄」する方向へ、より正確なデータ分析と予測にもとづいて効率的に母子を導くこともありうる。そうであるならば、フェルベークが指摘する技術を媒体した主体形成をより深く考える必要もあるだろう。この点は第4節で扱う自己トラッキング技術に明瞭に表れることから、第3節と第4節で論じたい。

次に、住民人口と個々人の把握といった双方向からアプローチする政策について見ていこう。それはデジタル技術を活用して住民人口の健康の状態を調整し、個々人や集団に対する規律・調教を有効的に課したりする政策である。わが国では弘前市の事例が最先端の一つであり、弘前の住民人口を生かすだけでなくウェルビーイングな状態にしようとする官民あげた事業が展開されている。[*6] それは弘前大学が文部科学省・国立研究開発法人科学技術振興機構（JST）の大型研究開発支援プログラムに、二〇一三年は「革新的イノベーション創出プログラム「COI（センター・オブ・イノベーション）STREAM」の拠点として、二〇二二年には「共創の場形成支援プログラム（COI-NEXT）」プロジェクトに採択されたことによって支えられている。

弘前のプロジェクトで核となっている医療・身体・健康情報とは、二〇〇五年から弘前市岩木地区（旧岩木町）の住民約一〇〇〇名に対し継続して実施されている「岩木健康増進プロジェクト健診」

である。この検診は三〇〇〇項目にわたるため一般的な検診項目に限らず、認知症のリスク、口腔や骨の状態、ロコモティブシンドローム（運動器症候群）を見極めるための運動能力等を含めて総合的に身体・健康の状態が調べられる。また個々の生活や諸々の満足度に関するアンケートも含まれるため、ウェルビーイングがある程度は計量的に調査されている。つまり健康な人が大半を占める岩木地区住民の詳細な心身状況のデータが十数年にわたって継続的にあることから、多様で稀少価値のある統計評価や予測を正確にもたらすことが期待されている。

したがって総合的に人口のウェルビーイングを含めた心身の状況の変化を監視し統計評価することが可能なため、何を当該の社会の健康リスクと判断することから岩木地区における生政治的な統治は始まるかもしれない。しかし弘前ＣＯＩも岩木地区を含む弘前市も現時点では、そのような生政治を試みる様子は筆者の知る限りでは見当たらない。もっとも「次世代医療基盤法」にもとづき、全国に先駆けて弘前市の行政データは現下に三つ存在する認定事業者の一つに提供され、研究者に利活用ができる体制は整えているが。ではどのようなことが展開しているのだろうか。

それは民間ビジネスの関与により、健康やウェルビーイングの向上を進めることである。弘前ＣＯＩにおいてカゴメ、花王、資生堂、ライオン、クラシエ、サントリーをはじめとした二〇あまりの大企業が、岩木地区の検診データが揃っている点、また岩木地区住民への検診において自社が新たに開発した機器で計測したデータの採取を実施できる可能性がある点も要因となり、弘前に拠点を置いて

＊6　弘前ＣＯＩに関する記述は、筆者が二〇二一-二三年にかけてＣＯＩの関係者へのインタビューとＣＯＩ主催のイベントや岩木地区の検診の参与観察を複数回ほど実施したことに基づく。

弘前大学と共同研究を実践し、様々な成果を出している。[*7] 例えば、カゴメは皮膚の色から野菜の摂取量を予測する機器を開発し、クラシエは手指の温度・毛細血管画像・血流量から冷え性を予測する機器を開発し、最近ではその両者とも岩木地区の検診項目にも含まれるようになった。これらの機器を活用して、その計測結果から健康リスクがあると判明した場合は、利用する個々人がその改善を試みられるようにしている。

このように企業が住民の健康の向上に関与していく点は、（次節で論ずる）フーコーが生権力を発展させた「統治性」の考察に含まれる特徴と親和性があると思われる。フーコーは新自由主義経済下においては、教育や医療が、また人びとが「自分自身の起業家」（二〇〇八：二七八頁）または子供の親という視点から、人間を「人的資本」とみて、そこに「投資可能性」を見いだすようになる（同前：二八三頁）としている。そのため人的資本に対し、特に健康・身体状態と所得の生産性を考慮した「育成」や「改良」をしていくようになるとフーコーは看破している（同前：二八二－二八三頁）――もっともフーコーの論考に具体例は殆ど見当たらないが。したがって弘前の事例は、社会・人口を防衛する生権力に民間ビジネスが連携して、新たに健康リスク要因をより正確に発見する機器を開発し、人的資本として「生命」が生かされるような試み――すなわち新自由主義経済下の統治性――が展開されている一例として布置できるだろう。

また弘前COIとCOI NEXTでは、[*8] ある種の規律権力を、より洗練させた形で発揮されることになっている。例えば、岩木地区の検診では詳細な測定結果が本人に二時間後に配布され、その場で健康教育が実施され、その後のフォローに繋げるようにし、健康リスクを減らす――例えば、運動や食事に関して――行動変容の規律・訓練が促される。またこのプロジェクトの将来展望として、検診ＢＤをＭＬさせたＡＩの開発を行い、健康リスクの未来予測にもとづいた「健康行動変容ＡＩによるスマートなフィードバック（個別対応のきめ細かなアドバイス）」を目指している。つまり住民人口の個別の状況を把握した上で、現在はＢＤ解析により、将来はＡＩにより、個別の健康リスクに関する統計評価と予測を提示するだけでなく、個別にリスク回避の誘導を実践し、個々人が健康にかかわる規律や習慣の身体化に努めるようになることを企図している。

このようにデジタル化はより正確な統計評価と予測をもたらす形で、住民人口全体に対して生政治を発展させるだけでなく、規律権力の側面においても学校等で集団的に行われる訓練とは異なり、個別な誘導によって洗練した形で身体を統治していく傾向が見える。また民間ビジネスも関与する。これらの点については、フーコーが生権力の概念を発展させようと試みた統治性と司牧的権力という思考的枠組を応用すると、より明瞭になると思われる。そこで第3節と第4節で、これらを用いて考えていこう。

＊7　この段落記述は、ＣＯＩの中心的役割の村下公一氏の以下のインタビュー記事小口正貴＝スプール（二〇二四）での内容も参照している。

＊8　この段落の記述は、弘前ＣＯＩの公開資料に基づく。

3 フーコーの統治性と司牧《しぼく》的権力

フーコーは、生権力は近代的な経済体制が基礎となって発展したとしている。なぜなら近代以降の国家経済にとっては、国民の労働力や生産力や消費力の総量とそのバランス、更には労働者に支払われる賃金や失業が問題となるため、人口というマスの管理と調整が重要視されるようになったからである。そこでフーコーは、そのような状況から誕生した「政治経済学」を基礎として、「人口の富・寿命・健康を増大」させるという目標に沿った統治がなされるようになったとした（二〇〇七b：一二九−一三〇頁）。この文脈から「政治経済活動にとって適切とされる水準が……人口」であり、「個人・個人の群れという水準……は適切とされない。いやむしろ、ある条件を満たすときのみ適切とされる」（同前：五二頁）という政治経済における背景を、生権力の追究において考慮した。その上でフーコーは、生権力を通じて「人口を管理する」とは「規律」を「重要なもの」として、また「価値あるもの」として規律権力を作用させるだけでなく、様々な人口に対する調整が実践されるとした。だからこそフーコーは、政治経済学にもとづいた社会を防衛する統治において人口に配置される「本質的メカニズムは安全装置」と考えている（同前：一三一−一三二頁）。

そのような権力作用をフーコーは「統治性」と読み替えて発展的に探究しようとした——ただし結果として、その明確な定義は「失敗」し（美馬 二〇一五：一〇四頁）、その試みも「棄てられた」（廣瀬 二〇二一：四四〇頁）と言えるのだが。フーコーが考える「統治性」とは「人口を主要な標的とし、政治経済学の知の主要な形式とし、安全装置を本質的な技術的道具とするあの特有の（とはいえ複雑な）権力の行使を可能とする諸制度・手続き・分析・考察・計算・戦術、これらからなる全体のこと」（二〇〇七b：一三二頁）である。現代思想の研究者である中山元は、そのような権力こそが「生の権力」であり、その「生の権力の国家」が、司牧《しぼく》的権力の下に「統治性」を発揮すると捉えるようになったとして、フーコーの思想的変遷を説いている（中山 二〇一〇：一四五頁）。事実フーコーは生の権力を「統治性」へと展開させ、その「端緒」として「司牧」を捉え（二〇〇七b：二二七頁）且つ「どのようにして司牧がいわば爆発・四散して統治性という規模を獲得しえたか」（同前：二三九頁）を追究しようとした。

では統治性の基盤となる「司牧」「牧者《ぼくしゃ》」「司牧的権力」または「牧人《ぼくじん》権力」なるものとは、何であろうか。フーコーは「個人を対象としながらしかもその個人を継続的、恒常的に支配する」ような権力」（一九九三：一五頁）と定義し、キリスト教における羊飼い（＝司牧＝聖職者）が羊の群れ（＝信者）を導く比喩になぞらえた司牧や牧者による信者の支配と相似的だとする。そのため司牧的権力とは「本質的に言って献身的」で、「それ自体としてはつねに良いものだ」とされている（二〇〇七b：一五八頁）。

そのような司牧的権力とは、フーコーによれば以下の三つの特徴がある。第一に「領土に対して」ではなく「群れに対して行使」され、第二に「群れの救済」を本質的な目的とする「善行を旨とする権力」であり、第三に、群れ全体だけでなく、一頭の個別の羊に対しても配慮する「個別化をおこなう権力」であり「全体かつ個別的に」配分される権力技術である（同前：一五三―一五八頁）。したがって主に身体の調教や訓化を伴う規律権力や人口に焦点を当てた調整をする生政治とは、若干異なるチャンネルも用いて統治する生の権力と言えるだろう。

次に司牧的権力を支える司牧の「技術の特徴」（中山 二〇一〇：二一〇頁）を見ることで、その理解を深めていこう。第一に「牧者は自分の共同体に対して教育する務め」があり、「良い教訓」を与える責務がある（フーコー 二〇〇七b：二二二頁）。第二にその教育は、「羊たちの生に対する牧者の網羅的なまなざしをも含」め、羊たちの「観察・監視・指導」を通じて「日常的にそのつど変調して教え」、羊に対する「全面的な教育」を施すものである（同前：二二三-二二四頁）。第三に「良心の指導」が挙げられる（同前：二二四頁）。それを司牧は「本人の意思にもとづいているわけではない状態においても実施するだけでなく、その場限りではなく「恒常的に……一生にわたって」行い続け、また羊たちは司牧への告白と司牧からの指導を通じて、自己が判断して自己統御をする良心の進歩を目指すのではなく、司牧の導きへと羊たちが「依存」し「服従」するようにしていくのである（同前：二二五-二二六頁）。

このような依存し服従する主体の形成にかかわる司牧の技術について、フーコーは別の機会に「信仰告白」の成立過程をひきながら解説していると思われる（二〇一五：一七五頁）。端的に言えば、キリスト教的な洗礼の儀式が確立し信仰告白がなされるようになった時期に、「神父や司教など、誰かに向けて言葉で告解するという考えが現れ」、それがキリスト教の司牧に浸透していったこと、更にその信仰告白の中で「お前の存在をなす真理を現出させなければならない……『お前が誰なのかを語りなさい』」という根本原理」が採用されていった（同前：一七七頁）ことが、キリスト教の司牧と信者のあり方を決める重要な契機としている。つまりこの技術の確立により、司牧に告白をする主体が形成されるようになり、その際には自分自身を内省する主体へと導かれるようになったと言えるだろう。

換言すれば、司牧の技術とは、①個々人が内省する主体へ、そして告白を行う主体に導くこと、②司牧が日常的に個人の状態も集団の状況も十分に把握した上で、各々に個別の助言・指導を生涯にわたって与え続けること、③司牧の教えに従う従順な個々の主体の形成に導くものと、フーコーは捉えていると考えられる。

フーコーはこのようなキリスト教的司牧の技術によって、「まったく新しい形式の権力」が誕生したとする（二〇〇七b：二二六頁）。それは司牧の技術が以下のような個人化・主体化を伴うことに由来する――①個々の「功徳や罪過」が司牧の指導を通じ、個別的に「分析的同定」がなされ、②それによって個々人が司牧へ服従・隷従するようになり、③そのような服従・隷属化によって個々人の主体が形成されていく（同前：二二七頁）。フーコーはこのような司牧の技術が、近代的な統治性に寄与する司牧的権力として発展していったとしている。つまり司牧という人的な技術の媒介で、個々人が主体化され且つ服従化され、権力が主体に作用することになるのだ。

ここで前章にて論じた岩木地区のＡＩによるフィードバックによる行動変容を促す事例を考えてみよう。個々の状況に対してＡＩが「分析的同定」をして指導する面に焦点を当てれば、司牧的権力に類比的と言えるだろう。そして弘前ＣＯＩ‐ＮＥＸＴのこのような試みは、先にふれたように「本質的に言って献身的」に住民のウェルビーイングに尽力することになり、「それ自体としてはつねに良いもの」(同前：一五八頁)だと解釈されるだろう。

しかし次章で示すフェムテックの一つである月経周期管理アプリは、より司牧の技術が応用されているばかりか、民間ビジネスによる人的資本への投資、そしてフーコーが規律権力と生政治が連携する場として挙げた「性」が関連する。そこでこの観点から第4節を通じて、現下の日本におけるフェムテックの推進政策と生権力を読み解いていきたい。

4　フェムテックと統治性、そして人的資本への投資

二〇二〇年代に入ると、「フェムテック」と呼ばれる技術の推進が、二〇二〇年設立の「フェムテック振興議員連盟」や内閣府の「骨太方針２０２１」を代表として、わが国では官民をあげて進められている。筆者が別稿で論じたように(佐々木 二〇二三)、その推進には三つの側面がある。フェムテックの技術開発を通じた産業育成という側面、フェムテックの利用によるビジネスの発展性という側面、そしてフェムテックを女性に利用してもらうことを通じた、主に女性に対する人的資本への投資という側面である。フェムテックとは、二〇一三年に月経周期管理アプリサービス(以下Mapps)を始めたイダ・ティンが二〇一六年に新たに用い始めた概念・言葉である。日本では倫理学者の渡部麻衣子が、フェムテックを「女性(female)とテクノロジー(technology)からなる造語です。女性の健康に関する課題をテクノロジーで解決するサービスやプロダクトを総じて」指すと紹介・定義している(渡部 二〇二二：五四頁)。

このようなフェムテックだが、筆者は先の別稿にて、他国と異なり官民あげて推進される特徴を考慮して、現下の日本にてフェムテックとして推奨されている技術や物品に対し具体的な説明と分類を試みた。それは女性身体に伴う「生殖」そして生殖に「関連する性と月経」について、「労働市場」が「適切だと考える」ような状況に導くように、自分自身に規律と習慣を「課したりセルフケアをしたりする」ツールで構成される、と（佐々木 二〇二三：四一頁）。そのようなツールは、六つのタイプに分類できる。フェムテックを理解するために、この点を本章の目的に沿い、新たに構成し直して六タイプをそれぞれ紹介したい。

まず挙げられるのは、その造語の創始者が提供するサービスである前述のMappsが象徴する月経の自己管理に関する技術だろう。Mappsは、利用者が月経や基礎体温や体調を当該アプリに入力すると、月経周期とそれに伴う体調の変化をアプリが予測するようになる。つまりMappsとは、その予測を個々に適切なタイミングで通知し、月経を含めた健康管理を効率的に行うことを支援するツールである。Mapps以外の技術としては、月経血の管理が含まれる。例えば、従来の生理用ナプキンやタンポンと比べて月経血の回収に失敗するリスクを大幅に軽減できる「給水ショーツ」や「月経カップ」がある。更には月経自体を制御する――そもそもは避妊目的で排卵を抑制するために開発されたものだが――技術も挙げられる。「経口避妊薬（ピル）」や黄体ホルモン剤が添付された「子宮内避妊器具（商品名ミレーナ）」が代表的である。

第二に避妊を目的とした技術で、前述の薬剤や器具がその典型例となる。

第三には、妊娠をより効率的にできるようにする、すなわち妊活を支援する技術が挙げられる。例えば、物理的に精液を子宮の外に出さない装身具である「子宮口キャップ」がある。なお後述するようにMappsは、避妊の技術としても、妊活の技術としても、使われるため一義的な分類はできない技術である。

第四は、加齢に伴う女性ホルモンの変調がもたらす「更年期」の体調不良の管理である。このタイプの技術は従来の医薬的な介入が専らとなっており、ホルモン補充療法や漢方薬が、そのよい例である。

第五に生殖医療に関連するサービスが挙げられる。それは医療として展開する体外受精をはじめとして、将来の妊娠に備えて（できるだけ若年のうちに）卵子凍結を行い、自分が必要になった際に凍結した自身の卵子を用いるという、高齢妊娠に伴う「リスク回避」を民間ビジネスが請け負う側面も含まれている。

第六は、女性の膣に焦点（≒生殖器セクシャリティ）を絞った性現象について、その快を促進させ不快を緩和する技術である。プレジャートイや性交痛軽減グッズがその例となる。

したがって、すべてがフーコーの生権力にまつわる技術であることが分かる。では何故女性の性・生殖的身体にまつわる統治をテクノロジーで支援する動きが、この時期に起きたのだろうか？

先に触れた渡部麻衣子は、二〇一〇年代後半から先進国を中心にフェムテックの利用——海外では定義が異なるため、所謂テクノロジー系に限られていることも多いが——が拡大している背景として、「女性身体情報の価値が科学の中で認識されたという『女性の身体の再発見』」という文脈と「女性身体の主体化を目指すフェミニズムの運動とも接続されている」（渡部 二〇二二：五八頁）という文脈を指摘している。前者は、科学、特に生命科学や医療研究において男性身体を標準とし、女性身体――特に妊娠にある身体――を排除するあり方から、すべての女性身体を含める科学や研究の発展を促す動きを指す。後者は、女性が自身の性的身体、特に性器について語ることや知ることがタブー視されてきた結果、女性は自らの性的身体を知らない問題、そして女性身体が暴力に晒されやすい社会状況について、自らの身体を取り戻そうという運動を指す。このような女性の権利を守ろうとする文脈にある一方で、渡部は「女性の身体によって生じる不利益を市場原理によって解決していこうとする点で大きなジレンマを抱えている」という問題点も示している（同前：六〇頁）。なぜなら個々人の経済格差が女性の身体にかかわる課題解決の有無を決めてしまうだけでなく、「女性の身体を市場のフロンティアに位置付けてしまう危険性がある」からである（同前：六一頁）。

このような文脈にあるフェムテックを、デジタル化とフーコーの社会防衛の視座で捉え直すと、どのように布置されるであろうか？　この問いに答えるべく、以降は月経周期管理アプリであるMappsに収斂して議論を進めたい。

Mappsと生政治

Mappsとは、利用者に月経、性交、体温、体調等を記録させ（＝自己トラッキング）、集積したデータの利活用（例えば、ＢＤ解析）を通じ、各自の月経周期等の健康状態を予測し、利用者に適切なタイミングで通知する技術である。Mapps利用者は通知された予測に従って月経、性（例えば、避妊や妊活のタイミング）、健康（例えば、月経前症候群）等の自己管理をすることになっている。またデータ利活用の結果は、別の医療・健康研究やサービスへも還元される。Mapps提供企業の一部（例えば、ルナルナ）は、自治体の妊活支援（例えば、北海道、福岡市）、研究機関（例えば、東京大学産科婦人科教室）、企業の健康経営（例えば、ＪＡＬ）等と連携しているのは、そのよい例であろう。

このように身体状況を自己トラッキングし、自身が入力したMappsからフィードバックを得て自己管理をしていく習慣を形成していくことは、これから論ずるように、生政治および司牧的権力と親和的に展開していく。

まずMapps提供企業と研究機関との連携による医学研究の場合は、生政治が展開するだろう。なぜなら前述の次世代医療基盤法による医療情報の利活用のような方向で、統計的評価と予測に基づく人口の統治へ帰結するからである。つまり女性の性的身体に対して、かつて得られなかったような日常的な健康データを得ることから、女性の性と身体に関して、人口規模で新たな生政治が展開する可能性があるだろう。

他方でMappsが企業の健康経営と連携する場合は、人的資本の投資側面が強く出る統治性が発揮されると思われる。なぜならフェムテック推進は、筆者が別稿（佐々木　二〇二三）で明らかにしたように、女性の「労働生産性」の向上が強く企図されているからである。つまり女性が企業に労働力として寄与できるような制度やシステムの整備や健康支援に対して、集積したデータの二次利用や個人の同意を得た上での個々人のデータの利用がなされるであろう。事実フェムテックを用いた健康経営の企業による取り組みが、米川瑞穂編著『女性健康支援とフェムテック』（二〇二二年）において、その帯に「健康経営と女性活躍のヒントがここに！」とあるように、色々と報告されている。したがって先に本章が触れたような「人的資本の健康・身体状態と所得の生産性を考慮した『育成』や『改良』」へと、Mapps利用が直結することもあり得るだろう。

また商品開発と連携するならば、Mappsとは別の女性身体に関するフェムテックが開発されることも考えられる。そうすると、本章が前述した「新たに健康リスク要因をより正確に発見する機器を開発し、人的資本として『生命』が生かされるような」機器が、弘前COIやCOI-NEXTと同様に市場に投入される未来もあるだろう――もっとも弘前ではウェルビーイングを目指す文脈で実施されている一方で、現下の日本のフェムテック推進の背景から考えれば女性の労働生産性の向上を目指す可能性が高いのだが。つまり新自由主義経済下における人的資本の育成と改良、そして商品開発が見込まれるのである。

Mappsと統治性

Mappsによる自己トラッキングについて、フーコーの統治性と司牧《しぼく》的権力の視座を援用すると、どのように捉えられるであろうか。自己トラッキング全般に関しては、医師で医療社会学者の美馬達哉は、フーコーの概念を応用しながら、以下のようにして問いを提示している。「自己トラッキングにおける『トラッキングする自己』と『トラッキングされる自己』のずれは、哲学的にみれば、(西洋)近代における主体の生成を理解する上で重要」という理解の下に、近代的自我やフーコーが指摘した主体の生成よろしく、機器を通じた自己トラッキングする習慣の形成を通じ、自己が罪悪感や羞恥を含めて内省をする主体として構成されていくとしている(二〇二一:二四頁)。美馬の指摘は、本章が前述した（信仰）告白を通じて、内省する主体形成に導くというフーコーの司牧的権力の枠組と、ほぼ同様の内容を指していると思われる。その解釈の下で美馬は、「古来より主として内省と日記で行われてきた自己トラッキングが、センサーやデバイスというモノを媒介にデジタル化された結果として数量化されたことは、自己や社会にどう影響しつつあるのか」（同前：二五頁）と問うたのである。

美馬自身は、この問いの解として、海外の研究者による多様な事例をひきながら、三つの論点から論じている。一つがトラッキングデータにより自己を「数量化」すること（同前：二五頁）がもたらす影響として、個々の健康・身体に対する習慣や好奇心の生成・変容が挙げられている。例えば、血圧や血糖値を計測する際に、自分の体調や気分も記録し、自身の身体状況を血圧や血糖値に関連づけた自己トラッキングをするといった知的好奇心が刺激されつつも、数量化される自己として徐々に自身が変容を遂げていく点を論じている。

第二に、自己自身と自己トラッキングデータに関し、記録する主体が客体であるデータを参考にするといった物質的な意味しか持ちえないという関係性ではなく、主客が混淆した「ハイブリッド化」した状態になる点を論じている（同前：二八頁）。例えば、自らをデータ的に数量化することに伴い、そのデータから身体や健康状況に関する解釈を自らが行い（＝「自己知識」を培い）、その解釈や自己知識に合わせて行動変容をし、その行動変容に見合った新たな結果のデータがもたらされ、その新データ結果から自らが何を学んだか（＝新たな「自己知識」）の生成）を重視する状況を紹介している。更にその自己知識を、同じ利用者と語り合う「社会的な」交流が起きていることも示している

（同前：二七-二八頁）。この状況を美馬は「日本での『当事者研究』と酷似している」と指摘する。なぜなら「普遍性としての科学知より一人の当事者としての自己知識を重視し、それを実践知として活用し、自己の未来を予測し統御するとともに、その自己知識を社会的に他者と共有する点も類似」しているからである（同前：二八頁）。

最後に第一と第二の特徴から、医療と科学が「個人化」されることの意味を美馬は論じている。例えば、自己トラッキングは「患者個人での症例報告」を重視するあり方と類比的なため、現下の「生物医学」において主流を占める「可能な限り多数の患者データ」を統計分析した結果を基盤とした「ＥＢＭ（evidence based medicine）を重視することに対抗する科学観」に根差すと解釈しうるとしている。なぜなら、自己トラッキングによる医療・健康データの収集と「自己知識」の生成に伴い可能となる自己知識による予測とその精度の向上は、いわゆる統計的評価による「正常」値よりも、個別に自分にとっての正常さを追究する方向へ向かうこともあるからである（同前：三〇頁）。したがって美馬は、自己トラッキングによって生成される知見は、「知に対するオルタナティブな考え方が背景にある」（同前：三一頁）と解釈している。つまりＥＭＢとは異なる医療のあり方――例えば「ナラティブベースド医療（ＮＢＭ）」と呼ばれる医療の形態――とある意味で同じ文脈に布置されうるとしている（同前：三〇頁）。

これらの点は自己トラッキングを考える上で重要であろう。しかし本章の目的を考慮して、前述の美馬が提示した問いと三タイプの解に応じつつも、美馬とは別の視座から、そして美馬が論考の範疇に含めなかった「性」に関わる自己トラッキング――すなわち私企業が展開する Mapps のサービス

――から、これ以降は論じていきたい。具体的には、美馬が指摘する「ハイブリッド化」する主体と「個人化」する医療と科学について、Mappsの利用に伴う自己トラッキングと統計的評価による司牧的権力の行使の問題として論ずる。

その議論においては、ハイブリッド化した主体に対する生の統治とジェンダー・ポリティクスが内包する側面と、性・身体にかかわる規律権力の行使が民営化・自己責任化する側面を考えることになる。そこでハイブリッド化する主体の生成を論ずるためには、「アクターネットワーク理論」を美馬に倣って――しかし美馬より丁寧な説明を加えて――応用する。ジェンダー・ポリティクスについては、フーコーの影響を受けているジェンダー研究者であるJ・バトラー（一九五六-）と竹村和子（一九五四-二〇一一）の論考を援用する。後者の側面についてはフーコーの統治性の議論を深めていくことになる。

Mappsに伴う司牧《しぼく》的権力とジェンダー・ポリティクス

まずMappsという自己トラッキングが、どのように司牧的権力を行使する可能性があるのかを素描しよう。Mappsによる統治は、その利用者が月経や体温や性生活を入力＝自己トラッキングすることから始まる。記録する項目は、体温、月経、健康状態（例えば、頭痛や腹痛）、性生活の詳細な情報（例えば、ピルやコンドーム等の避妊技術の利用状況、月経カップ等の妊活技術の使用、性交した日時）が含まれる。つまり自分自身をある意味で内省的に記録する習慣形成が伴うと言えるだろう。したがって司牧的権力の視点から見てみれば、Mapps利用者が主体的に自己トラッキングすることは、司牧への信者の（信仰）告白と近似するため、この過程を通じて司牧への主体の服従化へ導かれる状況と類比的と指摘できるだろう。

次にMappsは、司牧の如く利用者全体と個の状況を把握し、全体としてまた個人としての二方向から、月経や妊活や避妊にかかわる統計的評価を行う点が挙げられる。利用者全体には、各々が入力した記録のBD分析等を通じ、利用者を年齢層等に分類した上で、各々の集団（≒群れ）に対し、正常と呼ばれる月経周期、月経日、排卵日（≒妊娠可能性の高い時期）や安全日（≒妊娠リスクの低い時期）を予測するようになる。その上で個々人の月経周期は、自らが所属する集団≒群れと比較して、どのくらい正常かという統計的な評価も受ける。他方で個に対する把握とケアもMappsは丁寧に行う。個々人の月経に関する自己トラッキングの記録が集積されていくにつれ、「個別化」した月経周期を統計的に予測し、個別の月経周期、月経日、排卵日、安全日の予測を提供するようになる。すなわちMappsは司牧よろしく、利用者全体と個人の状況も詳細に把握し、その上で個別化した教え≒予測日を提示して個々を指導するのである。

第三にMapps≒司牧による予測と指導に対し、女性はどのように主体化しながら服従化するのであろうか。ここでMappsによる統治は性とジェンダーに関わることから、ジェンダー研究者であるJ・バトラーがフーコーの「主体化＝服従化」を発展させた意味合いも含蓄させたい。それは主体化＝服従化において、課された「規範への欲望、服従化への欲望」（バトラー 二〇一二：二九頁）や「主体化＝服従化への愛着（同前：一〇九、一二五頁）といった心的な側面が伴うという視座である。それは以下に示すジェンダー・アイデンティティの揺れの説明に有用となるからだ。

ジェンダー・アイデンティティの揺れとは、ジェンダー・米文学研究者でJ・バトラーの数々の著作の翻訳者でもある竹村和子が看破した、日本の母娘関係に潜在する「屈折した現代版の二律背反」（竹村 二〇〇二：一九〇頁）に起因する。竹村が指摘した司牧的権力による女性のジェンダー・セクシャリティ主体化＝服従化にまつわる「二律背反」について、筆者は別稿で以下のような説明をした。日本の多くの「近代女性の主体化＝服従化の過程で女性蔑視とミソジニーを内包せざるをえない」（佐々木 二〇二三：一四七頁）ため、二重の呪縛を日本の多くの女性は自身の母親から受ける、と。すなわち、一方で母親の多数派が「母はみずから果たせなかった夢を娘に託すためか」（竹村 二〇〇二：一九〇頁）、家庭で献身的な役割を担うことを第一義的なアイデンティティとせず、男性と同じように経済・社会面で活躍するようなジェンダー・アイデンティティを形成するように娘を教育するようになる。他方で、セクシャリティにおいて大多数の「母が、『母なるもの』になることによって性器的なセクシャリティ（膣・受胎・出産に連動するセクシャリティ）に矮小化された自らの身体」（竹村 二〇〇二：一九二頁）と同一化するように娘たちを誘導する。つまり男性との性器的な性愛を通じた出産、そして母親アイデンティティを引き受けるよう促す。すなわちジェンダーとセクシャリティを内在させる主体化＝服従化の過程において、日本の多くの娘たちは彼女たちの母親に、「労働市場では男性のようにばりばり働き、家庭では結婚して出産して子供に献身的な母親になれ」と言う命題を与えられ、この二つに引き裂かれる傾向が高いことを意味する。

したがって、Mappsによる主体化＝服従化については、特にキャリア形成の重要な時期と出産可能年齢がほぼ重なることを考慮すると、ある意味で二律背反的な状況になると言えるだろう。つまり娘世代の女性は母親が課す「規範への欲望」を抱えたり、母親への「服従化への欲望」を内在させたりすることによって、二つに引き裂かれる葛藤状況に陥ると考えられる。なお、このようなアイデンティティの揺れを、日本における「娘のメランコリー」と、竹村和子（二〇〇二：一六九、一九〇-一九二頁）は位置づけた。もっともバトラーは、ジェンダーとセクシャリティの主体生成の過程自体が、ジェンダーとセクシャリティにおける別のあり方や可能性の断念を内包し、その喪失を哀悼することも文化的に無いに等しいことから、ジェンダー化には心的作用として「メランコリー」が伴うという見解を示しているが（バトラー 二〇一二：一六六-一八九頁）――但しバトラーの分析は、男性性と女性性、同性愛と異性愛といったジェンダーとセクシャリティのあり方と主体化＝服従化の議論に収斂するので、必ずしも前述の「日本における『娘のメランコリー』」とした状況を指すわけではない。

そうであるならば、Mapps に使用を通じた主体化＝服従化は、長期的に見ると、フーコーが想定する司牧的権力の範疇では済まないだろう。単に女性の生殖・性的身体に伴う体調不良を改善して労働生産性を上げる主体化＝服従化だけでもなく、避妊と妊活を最適化し母子ともに健康な母親となれるような主体化＝服従化だけでもなく、一人の女性の中で前者と後者の二つの間を揺れること、すなわち「娘のメランコリー」が継続する可能性が推測されるからである。なお Mapps の使用の如何に問わず「ジェンダー化をもたらす実践、規範の身体化は、強制的実践……であるが……期待に沿って十全に実行されることは決してない課題であり……この身体化は反復的過程である」（バトラー 二〇二一：三一八頁）と考えられる以上、Mapps を通じたジェンダー主体化＝服従化は反復的で、且つ

「娘のメランコリー」により二つに引き裂かれながらなされるために迷走的な主体化＝服従化の過程を経るのだろう。したがって、今まで観察できなかったジェンダー・アイデンティティの葛藤や主体化＝服従化における反復と迷走を、ある意味でMappsは可視化をする可能性を秘めているかもしれない――だからこそ筆者は、この点を明らかにする研究計画があるのだが。

しかしながら短期間のうちには、Mappsに委ねる、すなわちフーコーが想定するような主体化＝服従化が見られるだろう。つまりMappsが統計的評価と予測に従って、月経と性と体調に関する身体の自己管理を実践する女性主体が出現する――その多寡は不明だが――ことが予測されうるのだ。

ここでMappsという司牧的権力が利用者（＝羊）の行いの告白（＝自己トラッキングデータ）に対して「分析的同定」に用いる知識・思考・思想的な基盤について考えてみよう。それはフーコーが想定した聖職者や医師といった専門家が有する専門知から導き出される判断や診断ではない。予め決められたアルゴリズムによるBD分析やMLやAIの結果である。つまりMappsを用いた女性身体に対する規律権力の行使を含めた性の統治とは、自己トラッキングという規律を内面化することと、Mappsに使用されるアルゴリズムの結果に対して、主体化＝服従化がなされていくと判断されうる。この文脈に即して見れば――Mappsは未だ開拓途中の自己トラッキングと生権力の技術であることも手伝って――女性身体がBD分析やMLやAIを含めたアルゴリズムが導き出す評価にまつわるフロンティアに立たされているという見解も成り立つだろう。

しかし自己トラッキングは前述のような一方向だけを向いた作用に留まるとは限らないと思われる。Mapps（＝司牧）が利用者（＝羊）への指導と帰依に依拠する知識・思考・思想的な基盤とは、利用者自身が入力した自己トラッキングの結果であり、更に前項で触れたように、その結果を用いて自己知識を利用者自身が形成する過程も伴う。すなわち以下のサイクルが繰り返されることが起こりうる――①主体の日々の身体・健康状態、②主体が①をある意味で内省的に認識して、自己トラッキングとして自身のデータを入力、③MappsによるBDやMLやAIの分析にもとづき、利用者全体や自分が所属する年齢などの集団に関する解析結果の通知、④前述の②③の過程を経て、Mappsによる月経周期をはじめとした種々の健康状態に関する個別化した予測結果を個別に通知、⑤前述の③④をベースに主体が自身の状態を分析を行って自己知識を形成、⑥主体が前述の⑤の過程で培った自己知識に沿った行動変容を実施し、その変容によりもたらされた新たな主体の身体・健康状態、⑦主体が⑥の結果にもとづき自己知識を形成、⑧形成した自己知識を、他の利用者との交流で改訂・アップデート。つまりMapps（≑司牧）が利用者（≑羊）にもたらす「良い教訓」には、利用者（≑羊）自身と彼女と交流した他の利用者とMappsが相互に関与して生成されたものが含まれていくことが否めない。

したがってMappsという自己トラッキング機器に対する主体化＝服従化とは、異なる主体の再‐形成がみられるだろう。そこで次項では、美馬が触れた「ハイブリッド化」の観点を、Mappsの文脈で考えていこう。

Mappsとハイブリッド化、そして人的資本としての統治ビジネス

前述の美馬の分析においては、自己トラッキングを機器と主体が「ハイブリッド化」する過程とし

て捉える際に「アクターネットワーク理論の枠組みを援用して」（二〇二一：二八頁）いる。そこでアクターネットワーク理論（以下ANT）を概観し、フーコーの司牧《しぼく》的権力とは若干異なる主体化＝服従化の過程を記述する方向性を示したい。

ANT創始者の一人であるB・ラトゥールによれば、ANTとは一般的な社会学ではアクターとして含まれないモノや環境といったものも含めた総合的な人やモノや環境が、どのように連関し、また連関し直していくかの過程を分析し、「全体の組み合わせを、徹頭徹尾、最初から最後まで散開し直す」ように社会を探究する構えである（ラトゥール 二〇一九：一四三頁）。そのため「連関の社会学」とも呼んでいる（同前：二一頁）。だからこそ連関を示す「ネットワークは概念であって……何かを記述するのに役に立つツール」（同前：二四八頁）としている。すなわち「電話網、高速道路網、下水網などにみられる『ネットワーク』のように、相互連結した点の集まりから成り立っているような外在するものを指して」おらず、書かれた「テキストの客観性の程度を表すものであり……上手く描かれるテキストによって……一連の関係を描ける場合に、アクターのネットワークが明るみになる」（同前：二四三-二四四頁）としている。

具体例として、B・ラトゥール（二〇〇七）が示した市民（個人）と銃（モノ・技術）の関係性を用いたANTの視座を紹介しよう。それは端的に言うと、ANTとは以下のような「唯物論的」な、または「社会学的」な銃と人間に対するアプローチを、超克する身構えとされている（ラトゥール 二〇〇七：二二六頁）。ラトゥールによれば、唯物論的な視座で考えると、銃は比較的容易に殺傷する能力を持つ道具という特性（＝目的）を持つため、「銃が人を殺す」という比喩的な言い方が示すように、銃に人が支配されうるという立場を取る。すなわち銃を持てば、誰であっても発砲して人を殺めかねないことになる。他方で社会学的な観点で見ると、「銃は道具、媒介項であり、人間の意思を運ぶ中立的な乗り物」とする見方となる。つまり良き市民であれば「銃は賢く使われ」る一方、「犯罪者や気のふれたものであった場合には、銃自体はそのままで、どんな場合にも生じる殺人が、（単に）より効率的に行われるだけ」と判断される（同前：二二七頁）。いずれの場合も、銃か個人の一方がアクターとして行為の決定的な役割を果たし、他方はその行為を媒介するに過ぎないことになる。ANTでは上記どちらの立場も採用せず、人間が銃を手にする際に、銃と人間が連関する「混合的アクターに関心を向ける」。すなわち銃か個人かがアクターになるのではなく、銃携帯者という「何か別のもの（銃―人間、人間―銃など）」がアクターになるという視座を取るのだ。だからこそANTでは、銃または人間が持つ目的なり意図なり特質なりが、他人に向けての発砲といった結果に反映するとはせず、銃と人間と銃携帯者が様々な解釈に翻訳されたり、それらの関係性が組まれたり・組み直されて、ある結果を導いていくとする（同前：二三〇頁）。つまり「殺人をする」アクターは「人でも銃でもない」と捉え、複層的な銃と人間と銃携帯者の関係性を読み解きながら、殺人という結果を考える立場を取る（同前：二三一頁）。したがってANTとは、様々なアクターが混淆したネットワークを組み・組まれ、新たなアクターとして動き出し、その新たな様々なアクターが更に組み直し・直されていくというような連関の過程を捉えようとする研究の身構えと言えるだろう。

そこでMappsをANTの枠組から考えてみよう。Mappsという自己トラッキング機器・アプリが内包する目的や意図だけでも、Mappsを利用する個人の目的や意図だけでも、その使用のされ方も、その存在のあり方も決まらない。Mapps-人間とでも言うべき「混合的アクター」として分析されるのだ。つまりMappsを利用する個人のみならず、スマートフォンにインストールされたMappsと共に混合的アクターとなり、人間、Mapps、Mapps-人間そしてそれらの周辺にある諸現象と諸環境との連関を探究することになる。

このように人とモノと環境のハイブリッド化なるMapps-人間として捉え直すと、主体化=服従化は多様であり、フーコーの司牧とも、バトラーのジェンダー化に伴うメランコリーとも別のあり様も含めた形で展開することが推測されうる。例えば、月経前症候群による体調不良の予測と管理、排卵日性交の時間帯や月経カップの使用による妊活の成否についても、Mappsに入力され、その後に月経前の体調不良や妊活の最適時間と方法等に関しての予測が示されたとしても、司牧≠Mappsに委ねる主体化=服従化とは異なる道筋がありうるだろう。まず他の自己トラッキング同様に先に触れた「自己知識」を産出し（美馬 二〇二一：二七頁）、自らの行動をMappsで示された知と自己知識を融合させて、新たな習慣を形成することもあるだろう。その上でMappsの他の使用者との交流により、Mappsが提供する統計的評価や予測のみならず、交流者が各々に育んだ自己知識の一部が修正や補強もされうるだろう。更にはそれらの自己知識や習慣形成には、寝室やトイレや月経カップといったモノや環境との様々な連関・ネットワークが組み合わさるだろう。したがって、モノや環境のネットワークに由来する自己知識の生成や新しい習慣の形成、そして環境や使用する物品を変化させる試みがあり、新たに連関・ネットワークが組み直される可能性もあるだろう。したがってこのような異種混淆のネットワークにより、主体と習慣が形成され、そして組み直されていくと思われる。またネットワークの変遷を長期的に見て行けば、前項で論じたように「娘のメランコリー」とでも言うべき、母が課す二律背反的な規範の揺れが組み込まれていく可能性も否定できない。

よってANTの視座を援用すれば、このようなハイブリッドなMapps‐自己の生成と幾度もの組み直しの過程が明らかとなるであろう。そうであるならば、Mapps使用を通じたジェンダーとセクシャリティの主体化＝服従化は、フーコーの生権力や統治性もバトラーが示したジェンダーアイデンティティ化とメランコリーを超えて、極めて現代社会に示唆的なものを提示すると思われる。だからこそ、これらの点についても、実証を試みるべく、筆者は社会調査を企画・予定している。

このようなハイブリッドな主体において、フーコーが指摘した新自由主義経済下における生権力を考えてみれば、人的資本が民間ビジネスにより改良されている側面も忘れてはならないだろう。なぜなら別稿で筆者が以前に論じたが（佐々木 二〇二三）、日本におけるMappsを代表例とするフェムテック推進政策は、この人的資本の改良を主要なターゲットとしているからだ。すなわち月経とそれに伴う不便・不快さを、女性主体自らが管理・制御することで、女性人口全体の労働生産性を上げるだけでなく、妊活と避妊も自らの自己責任で管理・制御することで、人口全体の労働力の再生産（＝出産）の効率も上げることが期待されているのだ。更にMappsが、新たな人口の生や性にかかわるリスクを見出した場合、自己責任としてそのリスク管理を委ねることも推測されうる。つまりは生権力が民間ビジネスとして、また自己責任として、発展している特徴があると言えるだろう。

またMappsによる一連の生権力の行使は、ビジネスとして展開するため、前出の渡部麻衣子（二〇二二）の指摘――「女性の身体を市場のフロンティアに位置付けてしまう危険性」――から逃れることは難しいと思われる。Mappsによる妊娠と避妊にまつわる統計的な評価（＝司牧の良い教訓）の生成にしろ、その評価に基づく性の統治（＝司牧の良心の導き）にしろ、Mappsを運営する企業の市場原理に左右されることになる。したがってMapps‐人間というハイブリッドな女性主体の生成と再‐生成の過程は、企業の市場原理のフロンティアに晒されるリスクが伴うと言えるだろう。

5　おわりに――未来に向けた五つの論点

本章はデジタル化によって監視社会や監視資本主義へと変容した私達の日常世界において、どのように社会を防衛する権力作用が発展していく可能性があるかを論じてきた。その議論においては、M・フーコーの思想的枠組――適宜ANTやジェンダー論の理論も援用したが――を用いることで、フーコーの今日的な意味も副次的にだが示されたであろう。そこから以下五点が結論付けられる。

（1）デジタル化に伴い、私たちの生と性にかかわる情報を、より広範で大規模に利活用できるようになったため、フーコーが探究した人口に対するリスクを防衛する生政治が、より効率的に展開される可能性が、本章で見いだされた点である。つまり既存の生政治が、このようなデジタル化により精緻化する方向性があるのだ。

（2）自己トラッキング技術――本章では主にMappsを取り挙げたが――の使用は、生権力、特に司牧《しぼく》的権力の作用において、新たな展開をみせる点を論じてきた。ここには三点の特徴がある。まずMapps＝司牧が「全体」に対しても「個別」に対しても、統計評価と予測にもとづいて性と健康にまつわる指導を行うことで、内省的で Mapps の指導に従順な主体が生成する可能性が——もっとも（3）で示すハイブリッド主体の生成という側面も Mapps には伴うため、それだけに限らないことも——指摘された。つまりフーコーが示した司牧的権力による主体化＝服従化の原型に近い形が、フーコーが主に研究対象とした政治や行政といった主権ではなく、民間ビジネスが提供するデジタル技術サービスを通じて展開する可能性を明らかにした。第二に、その司牧が行う教えや導きが、フーコーが想定していたような聖職者や専門家による専門知ではなく、ＢＤやＭＬやＡＩによる統計的評価と予測技術にもとづいて行われるという変化を見てきた。更に現下これらの評価と予測の技術は開拓領域なため、このようなデジタル技術を用いた主体化＝服従化は、主体をアルゴリズム評価のフロンティアに晒しかねないことも、本章の議論から導き出されている。

（3）Mapps の事例から自己トラッキング技術によるハイブリッド主体の生成の可能性を明らかにした。それは以下に示すように、ＡＮＴの視座に負うところが大きい。まず自己トラッキングの使用過程に関して、①主体と機器／アプリを「混合的なアクター」として、②その混合的なアクターが様々なモノや環境と連関する過程として、③更にその連関が固定的ではなく変化する過程として、内省的な主体化＝服従化を行っていくと捉え直し、且つこれら一連の連関が異種混淆なネットワークを組みつつ、また組み替え・直されることを探究する方向性が示された。本章の Mapps の事例を、この視座から記述してみれば、利用者は① Mapps の使用を通じて自己知識を生成し、他の利用者とも交流して更なる自己知識を生成したり、②月経中に使用するトイレや月経血を回収するグッズや性交中に使用する寝室等などと、ある種の連関を持つことで日々の体調が変容し、それらすべてを含めたトータルな体調をMappsに自己トラッキングしたり、③その自己知識と自己トラッキングから導き出されたMappsの指導を混淆して自ら新たな行動を取ったり、④その行動変容の結果を自己トラッキングしたりするような過程を記述できる可能性があるという点ある。つまり複合的なMapps－人間というアクターとして、自己トラッキングの使用を通じた多様な人とモノの連関の組み直しを繰り返しながら、主体化＝服従化がなされることを明らかにしていくだろう。更にこのハイブリッドな主体化＝服従化は、（2）で示した論点をある意味で超克していく可能性も秘めていることも、本章は触れてきた。

（4）フーコーがある意味で予見していた生権力が人的資本への育成や改良という投資可能性として発揮される点である。本章の議論としては、以下の三点に収斂される。第一に、本章で取り挙げた弘前ＣＯＩとＣＯＩ－ＮＥＸＴに参画する企業もMappsを運営する企業も、弘前ではウェルビーイングを企図した人的資本として、Mappsではより効率的な避妊や妊活・月経を含めた体調管理を企図した人的資本として、利用者が自分自身に投資するサービスが展開していることになる。したがって、個々人のリスクから防衛するという統治性は、個々の自己責任によってなされるように変容していく可能性があることが指摘されたのである。第二に、これらの民間サービスが性や健康にかかわるリスクとして判断する内容にしろ、統計評価や予測にしろ、それらを提供する企業の判断＝市場原理によるものと考えられる点である。したがって、そのような民営化された統治性は現下においては未だ開拓領域である以上、この点において利用者を市場原理のフロンティアに晒すことになりうることを示した。第三に、これらの企業が集積した生と性にかかわる身体情報データを利活用して、新たな人口に対する「リスク」を発見するサービスを開発して展開することも予想されると、本章は論じてきた。つまり新たな生権力の展開も、民間ビジネスの市場原理に置かれていくことになりうるのだ。

（5）デジタル化に伴う現代的な生権力と統治性を、ジェンダーという側面からMappsは明らかにする技術だと考えられる点である。日本におけるフェムテックの推進政策は、女性の労働生産性の向上と生殖の効率化＝出生率の上昇を目指しており、女性の生と性を統治する手段として位置づけられることを見た。すなわち（4）で指摘したように、生権力の民営化である。また前述の政策は、現代女性が母に課された二律背反的な規範とパラレルであり、この規範への主体化＝服従化に関する揺れを竹村和子が「娘のメランコリー」（二〇〇二：一六九頁）と名付けた点も論じてきた。したがって、Mappsによる主体化＝服従化やハイブリッドな主体には、「娘のメランコリー」を伴った過程が予想されることも本章では明らかにしてきた。

このようにして、本章は現下の日本社会において医療・健康・身体情報のデジタル化に伴い進展している社会防衛の権力作用とその発展（の可能性）を詳らかにしてきた。その際にM・フーコーの「生権力」「司牧的権力」「統治性」という概念を用いた――もっともB・ラトゥールのANTやJ・バトラーと竹村和子のジェンダー論を補足的に援用する必要もあったが。したがって、この文脈において、M・フーコーの思想は現代的な価値を今後も発揮していくだろう。

未来に向けて

さて、本章は最終的に示した五点の論点・結論を出したが、それらを踏まえ、以下の二点を未来に向けた議論として提示して、本章を締めくくりたい。

まず挙げたいのは、本章の執筆を触発したフェルベークが提起した「現代技術文明における技術的媒介の主体形成」について、如何なる「介入の仕方」を意図的に構築していくかを倫理的な課題として問うべき（二〇一五：一四三頁）、という命題である。

例えば、Mappsを用いた主体化＝服従化とハイブリッドな主体の生成は、どこまでが倫理的であろうか。またBDやMLやAIの統計的評価や予測にもとづいた生政治の展開にしろ、それらの評価や予測にもとづいた司牧権力の展開にしろ、倫理的な主体形成への介入の仕方とは如何なるものであろうか。本章で示したように、これらの評価予測の技術のフロンティアに主体を晒すこと、そして市場原理のフロンティアに主体を布置することは、倫理的な課題となるだろう。しかし具体的には、何が論点になるのであろうか。また本章の母子保健の事例で述べたように、デジタル化技術を駆使して母子人口に対するリスクが新たに発見され判断されるようになった場合、「生かせるか、死の中に廃棄する権力」として、胎児の生命をどちらかに振り分けるようになる生政治の新たな展開の可能性がある。その技術を媒介とした、母体の主体形成は如何なるものになるだろうか。したがって、デジタル化に伴う生権力の新たな展開は、フェルベークが『技術の道徳化』（二〇一五年）で論じたものから更に新たな様相を見せていくだろう。

第二にここで示された倫理的な課題へ幾ばくか応えるべく、J・バトラーが『権力の心的な生』（二〇一二年）で展開した議論を援用して、デジタル技術を活用した主体化＝服従化の権力作用の発展について、その脱構築の可能性を論じたい。バトラーによれば、主体化＝服従化とは「先行する権力の効果として出現すると同時に、根源において条件づけられた行為能力の形式にとっての可能性の条件として出現する」といった「両義性」を伴う（同前：二四頁）と言う。なぜなら「権力は主体に働きかけるが、その行為は主体の制定行為」（同前：二四頁）であるため、この二つを同時に成立させることが困難であるばかりか、「権力によって生産された主体が権力を基礎づける主体として示される、という転喩的な反転を伴っている」（同前：二五頁）からである。つまり権力が主体に働きかける際は、主体の「行為能力を可能にするが」、行為の時間軸には現在と未来を内包し、且つその行為能力には自由と拘束といった「反覆される両義性」が内在する（同前：二五−二七頁）。その視座から、「主体が主体であり続けるのは、自分自身を主体として反覆あるいは再分節化することを通じてしか」行えず、その「一貫性を形成するための反復にこうした形で依存することによって、主体の非一貫性、その未完成の性格が構成」される（同前：一二二頁）とする。バトラーはこの反復と反覆可能性を通じて、「主体化を行う規範の組み立て直しの可能性となる」（同前：一二二頁）としている。

したがって、デジタル技術の発展に伴う司牧的権力を通じた主体化＝服従化も、個々人がこのような反復を繰り返すことにより、権力に抵抗する構えを持ちうるかもしれない。またMappsによる主体化＝服従化とそれを内包するハイブリッドな主体生成においては、前述の二方向からバトラーが指摘する抵抗がみられるかもしれない。第一にMapps-主体という「混合的なアクター」による異種混淆なネットワークの形成と組み替えの過程は、バトラーの言う反復と反覆可能性を潜在させているのかもしれないからだ。第二にMappsが二律背反のジェンダー規範を課す点については、それ自体が主体化＝服従化の反覆可能性と反復を伴うだろう。そうであるならば、逆説的ながら先に触れた日本における「娘のメランコリー」による「ジェンダー・アイデンティティの葛藤や主体化＝服従化における反復と迷走」こそが、Mappsによる主体化＝服従化の抵抗の足掛かりになるかもしれない。

【謝辞】本研究の一部として実施した弘前ＣＯＩの先進的な医療・健康情報の利活用に関する調査への協力を賜りました弘前ＣＯＩの皆様（特に中路重之氏、村下公一氏）、二〇二一-二三年の弘前ＣＯＩの各イベント参加者の皆様、岩木地区の皆様、弘前市役所の皆様、認定事業者のJ-MIMO皆様には厚くお礼を申し上げます。また本研究の一部は科学研究費助成（課題番号：１８Ｋ１８４７３、代表：佐々木香織）「診療記録の電子化を科学社会論・社会学的に探究する—生政治とＩＴ技術と市民社会」の支援を受けました。

＊　＊　＊

【読書ガイド】

・ミッシェル・フーコー『性の歴史——知への意志』渡辺守章訳、新潮社、一九八六年〔解題〕「生権力としてのセクシャリティと生殖の管理」は、一七世紀以降の欧米社会において、性とセクシャリティに関し、どのように問題構成がなされていったかを明らかにしている。その上で、本章で論じた生権力を中心とした社会防衛という権力作用が、主に一八-二〇世紀にかけてどのように展開したかを論じている。生権力と社会防衛を考える際には必読書と言えるだろう。

・ニコラス・ローズ『生そのものの政治学——二十一世紀の生物医学、権力、主体性』檜垣立哉監訳／小倉拓也、佐古仁志、山崎吾郎訳、法政大学出版局、二〇一四年〔解題〕「新自由主義経済下の生権力と統治性——家畜化／資源化する私達の生、分子化／ゲノム化する生物医学、リスク統治としての『ソーマ的倫理』の行く末」は、フーコーが提示した生権力の議論を、二一世紀初頭の文脈に沿ってより発展的で精緻に追究している。本章はデジタル化情報に特化して現下の生権力を論じたが、ローズの著作は身体（臓器や分子化レベルのパーツを含め）にまつわる論点を非常に深く丁寧に探究している。その上で生命倫理学の限界を含め、現下の「生」の状況とそこから派生する諸問題が、「ソーマ的倫理」とローズが名付けたものへと収斂していくと論じている。

・ジュディス・バトラー『権力の心的な生――主体化=服従化に関する諸理論』佐藤嘉幸、清水知子訳、月曜社、二〇一二年〔解題〕「フーコーの主体化=服従化にまつわる権力作用の超克」は、主体生成に内包する権力作用について、フーコーの生権力や規律権力を考慮しつつも、そこで見落とされていた心理的な作用とジェンダー・アイデンティティ形成過程を取り込みながら議論し、主体化=服従化とは如何なる過程かを論じている。フーコーの再解釈や理解にも、ジェンダー理論の議論にも有用である。

責任編者解題

本書『社会防衛と自由の哲学』は、「未来世界を哲学する」シリーズ全12巻（二〇二四〜）の第8巻である。二〇二〇年代初頭にあったCOVID‐19のパンデミックという時代状況を反映して、社会防衛というテーマのなかでも、医学や公衆衛生に関わる分野の論考が中心の論集となった。第1章では、医療の領域における感染症に対する社会防衛の形成過程が歴史学的に、第2章では、COVID‐19と関連して議論された公衆衛生のあり方が、個人の自由の制限を可能とする要件も含めて倫理学的に議論される。第3章では、社会防衛の前提となる「社会」という集合体とは何かという問題が、人類学の立場から存在論的に議論される。第4章では、リスクからの社会防衛としての公衆衛生のデジタル化による変容や、自己トラッキング技術を通じた主体化の問題が扱われ、ジェンダー分析による新しい視点が提示されている。以下で、各章の論点を紹介していこう。

第1章の**西迫論文**「**公衆の健康とは何か——公衆衛生の系譜学**」では、一六から一八世紀という長いタイムスパンで、西洋（とくにフランス）を中心として、公衆と健康の歴史が、ミシェル・フーコーのいう意味での系譜学――対象や起源の恒常性を前提とはしない歴史学であると同時に真理と権力の関係の歴史学でもある――によってたどられている。そのため、西迫論文における「公衆衛生(public health)」は、一つの確立した学問領域ではなく、言説と制度の交錯のなかで「公衆が健康であること」の意味が変遷するプロセスとして位置付けられている。公衆という問題設定にこだわり、個人とは区別される人口や集団という対象の独自性を明らかにしようとする着眼点は、人類学の立ち位置から、西洋的に定義された「個人」の概念を相対化する浜田論文(第3章)とも遠く呼応しあっている。

最初に、西迫論文では、フーコーの『狂気の歴史』での議論に依拠して、一六から一七世紀での西洋でのペスト流行とその対策のなかに、公衆という集合的存在の始原を見いだしている。都市でのペスト対策では、病者と健康者の二分割では不十分となり、健康者=発病可能性のある者(潜伏期にあるかもしれない者)との観点での対策が重要となる。そのため、都市住民の全員としての公衆が、身体状態についての監視の対象となるからだ。

「公衆が健康であること」の意味変遷の第二の契機となるのは、一八世紀における国家の「医事ポリス(医事警察)」(ヨハン・ペーター・フランク)と衛生学の体系的な練り上げである。「公衆衛生が人口を管理するといっても、人口に直接命令することはできない」(本書:四三頁)ため、公衆衛生では、個々人の身体への医療と異なり、環境への介入が重視される。また、そのことが明確に意識されると同時に、環境への介入の効果を客観的に定量化する手段として、人口を扱う統計という知が出現する。

こうして生まれた公衆衛生は、一九世紀には、人口全体をカバーするように拡大する。そのきっかけは、コレラのパンデミックを通じて都市のスラムや不衛生住宅の問題、天然痘の予防接種（種痘）を通じて人口集団レベルでのリスク・ベネフィットや損益の計算という問題が登場したことだった。それらの「公衆が健康であること」の諸問題に統一的な仕組みを作るため、フランスでは、一九〇二年に「公衆衛生法」が制定される。

さて、西迫の前著『感染症と法の社会史』（新曜社、二〇一八年）は、この一九〇二年の公衆衛生法を肯定的に捉えたうえで、「『統治としての衛生』に陥ることなく、『避けうる病』を減少させるという難しい仕事」（西迫 二〇一八：三二三頁）を、公衆衛生の善用として称揚していた。だが、本論文は、その後の公衆衛生の歴史を、結核を狂言回しとして描き出し、もっと緻密な陰影とともにアップデートされた公衆衛生の像を提示している。

一九世紀末に現れた細菌学説は、結核対策を範例として、「公衆が健康であること」の諸問題に、個人という問題設定を再導入する。細菌の感染予防ということであれば、個人間での接触を妨ぐ個人の感染予防の問題とみなされるからだ。また、慢性的な感染症である結核に対しては、当時はサナトリウム入所での規則正しい生活が最善の治療と考えられていた。そこで、結核の問題化によって、個人に働きかける規律訓練や健康に向けて努力する主体もまた、公衆衛生のテーマの中心となっていく。

西迫論文が示すのは、良い公衆衛生と悪い公衆衛生の二つを分離することが不可能となり、公衆衛生の善用という見立てだったはずの「命を救うものとしての衛生」（西迫 二〇一八：三二二頁）が、全体的かつ個別的に作動する統治や権力関係と重なり合うプロセスだ。そのとき、「社会を防衛しなければならない」（フーコー講義録のタイトル）というテーゼにおいて、社会とは何か、そして何を何から防衛するのかという問いが現れる。社会防衛をめぐるこの困難な問いに答えるヒントとして、西迫論文では、「あたかも公衆の一部ではないように振る舞う者たち」（本書：四四頁）への緩やかなシンパシーが表明されている。

第2章の**玉手論文「公衆衛生の倫理——健康、社会、そして自由を守るために」**では、公衆衛生の倫理が、具体的な政策や社会実装のあり方までを視野に入れつつ、詳細かつ明晰に論じられている。玉手論文では、公衆衛生を「人々の健康を集団レベルで守るための日常的な試み」（本書：四七頁）として定義したうえで、議論の第一ステップとして、それを、誰（主体）が、どのような介入場面（方法）で、何のため（目的）に行うのかという三つの問いを立て、それぞれが多様で複数的であることを指摘している。

公衆衛生の主体として多くの読者の頭に浮かぶのは、国家（中央政府）と地域コミュニティだろう。本章で、もう一つの重要なアクターとして挙げられているのは「企業」である。現代のグローバル化した競争社会で、企業が生き残るには、人的資本としての労働者の主体性を、心身の健康や福祉まで組み込んでマネジメントして活用することが不可欠となっている。その意味では、企業もまた公衆衛生の主体となり得るのだ。そうした事態を象徴するのが、企業による「健康経営」の提唱である。なお、この点については、第4章の佐々木論文がフーコーの理論を援用して、批判的に議論している。

　介入場面については、直接的手法と間接的手法に加えて、玉手論文では、その隙間にある「事実上の介入」に注意が払われている。この背景には、健康の社会経済的要因への関心が近年増大していることがある。その社会の健康状態には、医療や予防以上に、差別や貧困が大きな役割を果たす。その場合、差別や貧困を減らすための取り組みを、公衆衛生の介入と呼んで、推進していくことは正当化できるか。玉手は、この拡大解釈のもつ耳触りの良さに対して、警戒の必要性を説き、「不当な権利侵害を防ぐための倫理的検討」（本書：六八頁）を主張している。この議論そのものも興味深いのだが、これは第三の論点である「公衆衛生の目的」という根源的な問いとも直結しているとみるべきだろう。「誰の健康か」という問いと真摯に向き合わない限り、「集団の健康」という目的は弱者の切り捨てに容易に接続される危険があるからだ。そうならない歯止めを考えるうえで、玉手の前著『公衆衛生の倫理学』（筑摩書房、二〇二二年）でも論じられていた「健康の道具化」への批判的考察は重要なものと思われる。

　以上のような公衆衛生の内実に関するていねいな検討を踏まえて、この章では第二ステップとして、公衆衛生による自由の制約を正当化する倫理学的根拠――従来の学説でいわれていた他者危害原理、パターナリズム、全体の利益――を、一つひとつ俎上に載せていく。その倫理学的な検討の詳細については、第2章に直接あたっていただきたい。

　以上のとおり、玉手論文は、未来世界を一刀両断できる思想的な指針を結論として提示するわけではない。その点に物足りなさを感じる読者もいるかもしれないと思う。だが、それは、公衆衛生という多様で複雑な取り組みを前にして、「私たちは公衆衛生について考える上で、その輝きに目を奪われることなく、人間の知恵やシステムには常に失敗する可能性があるということに目を向けていかなくてはならない」（玉手 二〇二二：二五〇頁）と述べる玉手の矜持と覚悟の正確な反映であり、プラグマティックでしなやかな思想のあり方の一つなのである。

第3章の**浜田論文「個人の集団、集合体の集団――パンデミックの照らし出す二つの集合性」**は、COVID‐19に代表される感染症というトピックから、社会防衛と自由の哲学という本書テーマの前提となっている集団と個人という二項対立そのものを人類学的に脱構築しようとする野心的な企てである。そのために、浜田は、「パンデミックが集合性に関する種々の想像力を解き放ってきたこと」（本書：九四頁）に着目し、さらに、ブリュノ・ラトゥールを援用して、集団とは、アプリオリに存在する「自然」なカテゴリーではなく、集団化という実践を通じて時々刻々に作られると論を進める。したがって、ここでの集合性に関する想像力とは、現実とは異なる空想を指しているのではなく、想像という語のもっとも強い意味で用いられている。すなわち、想像力が現実を生み出しているのだ。それは、ナショナリズムという「想像の共同体」（ベネディクト・アンダーソン）が、いまもリアルな戦争を引き起こして、現実の人びとの生命を奪っているのと同じことである。

COVID‐19パンデミックにおける集団化のプロセスは、必ずしも狭い意味での生物学や医学だけに基づいていたわけではなかった。浜田論文で指摘されるように、生物学的なものと社会的なもの――自然と文化――の両方にまたがり、異種混交的なカテゴリーとなっていた。たとえば、パンデミック時の「若者」というカテゴリーは、生物学的な年齢集団であると同時に、社会人ではないため県境を越えて移動（旅行や帰省）しやすい人びとであり、医学的には無症候性感染によって無自覚に感染を拡大させやすい人びとであり、疫学的には炭鉱のカナリアのように感染拡大の先触れとして数理モデル化される人びとでもあった。また、感染しやすい人たちとしての「三密＋二」（密閉、密集、密接、長時間、大きな声）という集団化も、「ライブハウスの人たち」という社会的な集団化をズラしつつ、生物学的なものと社会的なものの混ざり合いによって生み出されたものだった。浜田は明確には論じていないが、その後にワクチンの実用化された結果、感染しやすい人たちは、「三密＋二」からさらにズラされ、「ワクチンを受けていない人たち」という集団化が急速に進んだとみることもできる。この集団化の場合も、医学的なものであると同時に、「反ワクチン」というイデオロギー的なものでもある二重性（生物社会性）を帯びている。

また、この視点からは、国家は集団化の一つとして相対化される。たとえば、浜田自身のフィールドでもあるアフリカ諸国では、医療や公衆衛生など統治の担い手が国家ではなく、国際機関やＮＧＯとなっているという。国家ではないが国家のような役割を国家の傍らで果たす「パラ国家的なアクター」（ウェンゼル・ガイスラー）の存在は、自由の哲学を構想する上での基本枠組みの一つである国家対個人という発想そのものを根底的に問いなおしている。なお、浜田の近著『感染症の医療人類学』（青土社、二〇二三年）では、この点がさらに議論され、パラ医療批判としての医療人類学という骨太な展望が示されている。

ＡＮＴの枠組みでの集団化に着目すると、同質のメンバーの集合体ではなく、相互に依存しあう異質なものたちの集合体（リン・マーギュリスのいうホロビオント）の重要性がみえてくる。さらに、「個人」もまた集合体の一つとして、実体であると同時に社会的構築であり、人間と非人間の異種混交的な諸集合体のかりそめの重なり合いであるという主張までもが、その哲学的な射程には含まれる。こうした発想は、第4章の佐々木論文とも共通しており、ネットワークや関係性を重視する人類学（存在論的転回以降の人類学）に共有される土俵といってもよい。

だが、ここでの浜田論文の独自性は、自明的とされてきた集団をズラしていく営みを、「家族のようなもの」とその多重性というメタファーを用いて表す点にある。イエという関係性は、しばしば固定的なものとイメージされる。だが、実際にはそうではなく、結婚や養子という縁組、離婚や勘当という離縁、同居人や家畜やペットや害虫の同居など、さまざまな出会いと別れに満ちた不定形の集合体でもある。

開かれた集団として家族を理解したうえで、その家族のようなものに新型コロナウイルスを迎え入れるとはどういうことか、そして、新型コロナウイルスが生み出す家族のようなものとは何か。浜田論文が提示するこれらの問いは、社会防衛されるべき社会とは何かという問題をいまいちど根底から考え直すことを要請している。

第4章の**佐々木論文「デジタル化と社会防衛——医療・健康・身体情報の利活用と生政治、規律権力、そしてジェンダー・ポリティクス」**では、フーコーの生権力論の枠組みを用いて、医療や公衆衛生のデジタル化とビッグデータ分析を活用したモデル健康都市の事例分析を行い、さらに女性の健康に関する問題をテクノロジーで解決する「フェムテック」を取り上げて、ジェンダーの観点から生と性の統治を考察している。この章でいう社会防衛は、健康に関するリスクの予防を意味しており、公衆衛生とほぼ一致している。

佐々木論文は、確立した手法として「フーコー理論の紹介や検証」するわけではない。「フーコーが想起した社会防衛としての権力作用が、医療・身体情報のデジタル化に伴い、どのように現代社会で発展しつつあるのか、あるいは、どのような発展可能性があるのかを明らかにする」（本書：一三三頁）ために、ANT（ラトゥール）やジェンダー論（ジュディス・バトラーや竹村和子）を利用して、生権力論を大きく組み替えている点で重要である。

デジタル化によって、人びとは、当たり前のように、モバイルなセンサーを常時装着するようになりつつある。それによって、人間の生を個別的にも人口という集団的にも統治する生権力（司牧的権力とも言い換えられる）は、これまで以上に精緻化している。その代表例となるのが、健康増進への自己モニタリング技術——デジタル技術を用いて自分自身の改善や反省のために自分の身体や生活の一部をモニタリングし、計測し、記録すること——の活用である。単純化していえば、意志的な日記付けがスマホでの半自動（受動）的なデータ記録に変わったわけだ。

だが、佐々木論文が指摘するとおり、ここで生じているのは、解像度を連続的に上げていく精緻化ではない。むしろデジタル化は、不連続的な飛躍や切断を生み出すといってもよい。まず、デジタル化されたた自己トラッキング技術において生成する主体は、（日記を再読して）内省する人間ではなく、デジタル機器と人間の組み合わさったハイブリッド的な存在者になる。また、そうしたデジタル化された生権力による行動変容において、司牧として人びとを導く役割を果たすのは、聖職者や専門家のようなリアルな人間ではなく、個々のデータをクラウドに集積してビッグデータ分析を自動的に行う人工知能（ＡＩ）となっている。さらに、こうしたサービスの提供者は、フーコーが主に研究していた国家や行政ではなく、グローバル化した民間企業となっている（民営化された統治性）。これらの特徴によって、デジタル化した生権力は、フーコーの想定していた服従化した主体というだけではなく、人的資本を運用する起業家としての主体かつリスクからの防衛を自己責任で行う主体を生み出す。

さて、力点の置き方は異なるが、浜田論文でも、主体のハイブリッド化は指摘され、そのハイブリッド性を「家族のようなもの」と読み替えることで、権力への抵抗の可能性が模索されていた。これに対して、佐々木論文では、ハイブリッド的な主体のジェンダー的な亀裂を明らかにしようとしている。そこで取り上げられるのが、女性の月経周期の自己管理を支援する自己トラッキング型のフェムテック Mapps である。

この例から佐々木論文が指摘するのは、フェムテックを介した女の主体性の生成において、生産（労働）する身体と再生産（生殖）する身体のどちらの規範が優先されるかの二律背反は解決不可能である点である。そして、その未完成な迷走が生む主体のメランコリーこそが、「主体化＝服従化の抵抗の足掛かりになるかもしれない」（本書：一七二頁）と示唆している。

以上のとおり、本書での論考は、主に公衆衛生という具体的な場面を通じて、社会防衛と自由の哲学にさまざまな方向からの光を当てている。それぞれの出自としての学問分野は異なっているが、いずれの論考も、生物学や医学や科学の分野としての「自然」と歴史や政治経済や文化の分野としての「社会」という二つの領域がもはや画然と区別できなくなっている現状を確認させてくれるものだ。実際に、COVID-19のパンデミックは、タコツボに分業された学問世界の限界を露呈させた。そうした状況と対峙し、社会防衛なるものを再考して、デジタル社会での自由の哲学をアップデートしていくために、学問世界での境界を超える地道な作業がますます必要となってくる。本書の四つの論考は、別々のアプローチを通じて、そうした越境的なやり方で「未来世界を哲学する」実践を提示してくれていると確信している。

引用・参照文献

第1章

・アレ『衛生学』(Hallé, 'Hygiène,' *Encyclopédie méthodique, médecine*, t.7, 1798)

・カバニス『人間の肉体と精神について』(Cabanis, *Rapports du Physique et du Moral*, Œuvres complètes, Bossanges Frères, 1824)

・クルモン『衛生概論』(Courmont, *Précis d'Hygiène*, Masson et Cie Éditeurs, 1914)

・ド・ラ・サルト『公衆医療について』(Moreau de la Sarthe, 'Médecine Publique,' *Encyclopédie méthodique, médecine*, Vve Agasse, 1816)

・ドラマール『ポリス概論』(Delamare, Traité de la Police, Chez Michel Brunet, 1722)

・バッシュフォード『監禁の修練』(Bashford, 'Cultures of Confinement,' *Isolation*, Routledge, 2003)

・バリー『サヴォア伯領規則集』(Bally, *Recueil des Edits et Reglement de Savoye*, Chez Estienne Biondet, 1579)

・ヒポクラテス『古い医術について』小川政恭訳、岩波書店、一九六三年

・フーコー『性の歴史I　知への意志』渡辺守章訳、新潮社、一九八六年

・フーコー「18世紀における健康政策」『ミシェル・フーコー思考集成VI』久保田淳ほか訳、筑摩書房、二〇〇〇年

・フーコー『異常者たち』慎改康之訳、筑摩書房、二〇〇二年

・フーコー『安全・領土・人口』高桑和巳訳、筑摩書房、二〇〇七年

・プティ『人痘接種擁護の第一論文』(Petit, *Premier rapport en faveur de l'inoculation*, Chez Dessain Junior, 1766)

・フラカストロ『伝染病について』(Fracastor, *Les Trois Livres de Jérome Fracastor*, Société d'Éditions Scientifique, 1893)

・フランク『完全な医事警察の体系』(Lesky (ed.), *A System of Complete Medical Police*, The Johns Hopkins University Press, 1976)

・ブルアルデル『マルセイユのコレラ再発について』(Bourardel, 'Sur l'Apparition d'une Nouvelle Épidémie Cholérique

à Marseille,' *Annales d'Hygiène Publique et de Médecine Légale*, 1885)
・ブルアルデル『避けうる病』(Brouardel, 'Les Maladies Évitables,' *Annales d'Hygiène*
・*Publique et de Médecine Légale*, 1891)
・ボダン『国家論六遍』(Bodin, *Six Livres de la Republique*, Chez Jacques du Puys, 1577)
・マルク『地方衛生委員会の設置について』(Marc, 'Sur l' Établissement de Conseil de Salubrité Départmentaux,' *Annales d'Hygiène Publique et de Médecine Légale*, 1837)
・マルタン『公衆の健康にかかる行政について』(Martin, 'Administration de la Santé Publique,' *Annales d'Hygiène Publique et de Médecine Légale*, 1883)
・メリエ『塩田について』(Mélier, 'Rapport sur les Marais Salans,' *Annales d'Hygiène Publique et de Médecine Légale*, 1848)
・モノー『フランスの衛生法について』(Monod, 'La Législation Sanitaire en France,' *Les Applications sociales de la Solidarité*, Félix Alcan, 1904)
・ラングレ『公衆の健康の保護について』(Langlet, 'La protection de la Santé Publique,' *Annales d'Hygiène Publique et de Médecine Légale*, 1893)
・レイユ『サナトリウムと困窮した結核患者の入院について』(Reille, 'Les Sanatoriums et l'Hospitalisation des Tuberculeux Indigents,' *Annales d'Hygiène Publique et de Médecine Légale*, 1898)
・ロバーツ『労働者階級の住宅』(Roberts, *The Dwellings of the Labouring Classes*, The Society for Improving the Condition of the Labouring Class, 1850)
・ワット『肺結核患者のサナトリウム治療について』(Watt, 'Sanatorium Treatment of Pulmonary Tuberculosis,' *The Journal of State Medicine*, 1920)

第2章

・天笠志保、荒神裕之、鎌田真光、福岡豊、井上茂「医療・健康分野におけるスマートフォンおよびウェアラブルデバイスを用いた身体活動の評価——現状と今後の展望」『日本公衆衛生雑誌』68(9):五八五-五九六頁、二〇二一年
・碇陽子「集合のリアリティ・個のリアリティ——アメリカの「肥満問題」から考えるリスクと個人」『多民族社会に

おける宗教と文化』17：四三-六二頁、二〇一四年
・碇陽子「「新鮮な果物と野菜」で肥満問題は解決できるか？——食と健康をめぐる知識のポリティクス」『現代思想』51（7）：一五三-一六一頁、二〇二三年
・石戸諭「「ステイホーム」試論——記録された現実から見えること」『ゲンロン』12：二九八-三〇六頁、二〇二一年
・稲葉陽二『ソーシャル・キャピタル入門——孤立から絆へ』中公新書、二〇一一年
・犬塚悠、松井佑介「ヘルスケアAI開発における設計者の責任」『技術倫理研究』19：一-二二頁、二〇二二年
・井上まり子「健康増進」赤林朗、児玉聡編『入門・医療倫理Ⅲ——公衆衛生倫理』勁草書房、二四三-二六三頁、二〇一五年
・狩野恵美、藤野善久「国際的な政策対応や取り組み」川上憲人、橋本英樹、近藤尚己編『社会と健康——健康格差解消に向けた統合科学的アプローチ』東京大学出版会、二五三-二六七頁、二〇一五年
・児玉聡「功利主義と公衆衛生」『法哲学年報』２０１１：七-二二頁、二〇一二年
・児玉聡『ＣＯＶＩＤ-19の倫理学——パンデミック以後の公衆衛生』ナカニシヤ出版、二〇二二年
・児玉聡、井上まり子「健康格差」赤林朗、児玉聡編『入門・医療倫理Ⅲ——公衆衛生倫理』勁草書房、二六五-二八五頁、二〇一五年
・小松理虔『地方を生きる』ちくまプリマー新書、二〇二一年
・近藤克則『「健康格差社会」を生き抜く』朝日新書、二〇一〇年
・坂本穆彦「福島県「福島県民健康調査」における病理診断（細胞診・組織診）の概容と〝過剰診断〟に関する考察」『日本内分泌外科学会雑誌』39（1）：二三-二七頁、二〇二二年
・佐々木香織「e-Health, big-data 時代の生政治——Big-Brother イメージの超克」『立命館生存学研究』7：一三-一七頁、二〇二三年
・志村浩己「福島での甲状腺検査の進捗状況について」『日本内分泌外科学会雑誌』39（1）：一一-一六頁、二〇二二年
・菅原慎悦、小林誠道、長井裕傑「新聞メディアはＣＯＶＩＤ-19をどう報じたか？——全国紙における「接触８割減」の内容分析」『社会安全学研究』11：五七-八一頁、二〇二一年
・武田宏子「国民と棄民の間——パンデミック下の統治性」『政治思想研究』23：七-三四頁、二〇二三年

・玉手慎太郎「感染予防とイベント自粛の倫理学」『現代思想』48（7）：一〇九‐一一六頁、二〇二〇年
・玉手慎太郎『公衆衛生の倫理学――国家は健康にどこまで介入すべきか』筑摩書房、二〇二二年
・玉手慎太郎「こころの健康を社会政策レベルで守ることを、倫理学からどう見るか」『金子書房note』二〇二三年八月二日記事
・玉手慎太郎「書評：児玉聡著『COVID‐19の倫理学――パンデミック以後の公衆衛生』」『法と哲学』10：近刊、二〇二四年
・永野千景、堀江正知、森口修逸「産業保健分野における個人情報保護」『産業医学レヴュー』35（1）：四二‐七七頁、二〇二二年
・西迫大祐「フーコーにおける感染症と安全」『現代思想』48（7）：九〇‐九六頁、二〇二〇年
・西迫大祐「生政治と予防接種」佐藤嘉幸、立木康介編『ミシェル・フーコー『コレージュ・ド・フランス講義』を読む』水声社、二三二‐二五七頁、二〇二一年
・根村直美「WHOの〈健康〉の定義をめぐる言説の現在」『医学哲学・医学倫理』22：一四一‐一四五頁、二〇〇四年
・根村直美「WHOの健康の定義をめぐる教科書の言説」『体育科教育』71（8）：二二‐二五頁、二〇二三年
・浜田明範「感染者数とは何か：COVID‐19の実行と患者たちの生成」『現代思想』48（12）：一一八‐一二八頁、二〇二〇年
・檜垣立哉「生権力論の現在／生権力論の未来」檜垣立哉編著『生権力論の現在――フーコーから現代を読む』勁草書房、一‐一三頁、二〇一一年
・福元健太郎「小中学校の休校に感染抑止効果は確認できず」『Natureダイジェスト』19（2）：オンライン、二〇二二年
・フーコー、ミシェル『性の歴史I 知への意志』渡辺守章訳、新潮社、一九八六年
・フーコー、ミシェル「社会医学の誕生」小倉孝誠訳／小林康夫、石田英敬、松浦寿輝編『フーコー・コレクション6 生政治・統治』ちくま学芸文庫、一六五‐二〇〇頁、二〇〇六a年
・フーコー、ミシェル「十八世紀における健康政策」中島ひかる訳／小林康夫、石田英敬、松浦寿輝編『フーコー・コレクション6 生政治・統治』ちくま学芸文庫、二七八‐三〇二頁、二〇〇六b年

・フーコー、ミシェル「全体的なものと個的なもの――政治的理性批判に向けて」北山晴一訳／小林康夫、石田英敬、松浦寿輝編『フーコー・コレクション6 生政治・統治』ちくま学芸文庫、三〇三―三六一頁、二〇〇六c年
・藤原辰史「政治禍としてのコロナ禍――現場政治の生成」『社会思想史研究』46：四九―六五頁、二〇二二年
・美馬達哉『生を治める術としての近代医療――フーコー『監獄の誕生』を読み直す』現代書館、二〇一五年
・美馬達哉『感染症社会――アフターコロナの生政治』人文書院、二〇二〇年
・美馬達哉「自己トラッキングからみえる未来」『保健医療社会学論集』32（1）：一三―二三頁、二〇二一年
・美馬達哉「監視と保健医療社会学と新型コロナウイルス感染症（COVID－19）」『保健医療社会学論集』32（2）：一―一一頁、二〇二二年
・ミル、ジョン・スチュアート『自由論』関口正司訳、岩波文庫、二〇二〇年
・望月由紀「ケアの思想としてのホッブズ――コロナ時代の孤独な個人について」『社会と倫理』37：五三―六一頁、二〇二二年
・山田陽子「働く人のための健康投資論・序――健康経営・ウェルビーイング」『現代思想』51（2）：八六―九三頁、二〇二三年
・柳原良江「代理出産における倫理的問題のありか――その歴史と展開の分析から」『生命倫理』21（1）：一二―二一頁、二〇一一年
・柳原良江「フェミニズムの権利論」田上孝一編著『権利の哲学入門』社会評論社、二五五―二七一頁、二〇一七年
・矢作満「引きこもりがちな失語症者の散歩時間延長への取り組み――ポケモンGOの利用」『行動リハビリテーション』11：二三―二六頁、二〇二三年
・山家悠平「たったひとりにさせない／ならないために――危機の時代の分断をこえて」『現代思想』48（7）：二四七―二五四頁、二〇二〇年
・横田陽子「科学知識の伝達――スーパー・スプレッダーの例」『Core Ethics』1：五七―七二頁、二〇〇五年

第3章

・アーノルド、デイヴィッド『身体の植民地化――19世紀インドの国家医療と流行病』見市雅俊訳、みすず書房、二〇一九年

・飯島渉『感染症の歴史学』岩波新書、二〇二四年
・インゴルド、ティム『ライフ・オブ・ラインズ――線の生態人類学』筧菜奈子、島村幸忠、宇佐美達朗訳、フィルムアート社、二〇一八年
・ケック、フレデリック『流感世界――パンデミックは神話か?』小林徹訳、水声社、二〇一七年
・スコット、ジェームズ・C『反穀物の人類史――国家誕生のディープヒストリー』立木勝訳、みすず書房、二〇一九年
・波平恵美子『病気と治療の文化人類学』ちくま学芸文庫、二〇二二年
・浜田明範『感染症の医療人類学――ウイルスと人間の統治について』青土社、二〇二四年
・ハラウェイ、ダナ『猿と女とサイボーグ――自然の再発明』高橋さきの訳、青土社、二〇〇〇年
・ハラウェイ、ダナ&グッドイヴ、シルザ・ニコルズ『サイボーグ・ダイアローグズ』高橋透訳、水声社、二〇〇七年
・フーコー、ミシェル『安全・領土・人口――コレージュ・ド・フランス講義1977-1978年度』高桑和巳訳、筑摩書房、二〇〇七年
・フーコー、ミシェル『生政治の誕生――コレージュ・ド・フランス講義1977-1978年度』慎改康之訳、筑摩書房、二〇〇八年
・ペトリーナ、アドリアナ『曝された生――チェルノブイリ後の生物学的市民』粥川準二監修/森本麻衣子、若松文貴訳、人文書院、二〇一六年
・松尾瑞穂編『サブスタンスの人類学――身体・自然・つながりのリアリティ』ナカニシヤ出版、二〇二三年
・美馬達哉『感染症社会――アフターコロナの生政治』人文書院、二〇二〇年
・メイヤスー、クロード『家族制共同体の理論――経済人類学の課題』川田順造、原口武彦訳、筑摩書房、一九七七年
・森山工『贈与と聖物――マルセル・モース「贈与論」とマダガスカルの社会的実践』東京大学出版会、二〇二一年
・モル、アネマリー『多としての身体――医療実践における存在論』浜田明範、田口陽子訳、水声社、二〇一六年
・モル、アネマリー『食べる――理論のためのレッスン』田口陽子、浜田明範、田口陽子、碇陽子訳、水声社、二〇二四年
・ラトゥール、ブルーノ『虚構の「近代」――科学人類学は警告する』川村久美子訳、新評論、二〇〇八年

・ラトゥール、ブリュノ『社会的なものを組み直す――アクターネットワーク理論入門』伊藤嘉高訳、法政大学出版局、二〇一九年
・渡辺公三『司法的同一性の誕生――市民社会における個別識別と登録』言叢社、二〇〇三年
・Geissler, Wenzel ed., *Para-States and Medical Science*, Duke University Press, 2015.
・Latour, Bruno, *After Lockdown*, Julie Rose (trans.) Polity, 2021.
・Nguyen,Vinh-Kim, *The Republic of Therapy*, Duke University Press, 2010.
・Rabinow, Paul, *Essays on the Anthropology of Reason*, Princeton University Press, 1996.

第４章

・P‐P・フェルベーク『技術の道徳化――事物の道徳性を理解し設計する』鈴木俊洋訳、法政大学出版局、二〇一五年
・J・バトラー『権力の心的な生――主体化＝服従化に関する諸理論』佐藤嘉幸、清水知子訳、月曜社、二〇一二年
・M・フーコー、北山晴一、山本哲士『フーコーの〈全体的なものと個的なもの〉』三交社、一九九三年
・M・フーコー『性の歴史1 知への意志』渡辺守章訳、新潮社、一九八六年
・M・フーコー『コレージュ・ド・フランス1974‐1975年年度――異常者たち』慎改康之訳、二〇〇二年
・M・フーコー『コレージュ・ド・フランス1975‐1976年度――社会は防衛しなければならない』石田英敬、小野正嗣訳、二〇〇七a年
・M・フーコー『コレージュ・ド・フランス講義1977‐1978年度――安全・領土・人口』高橋和己訳、二〇〇七b年
・M・フーコー『コレージュ・ド・フランス講義1978‐1979年度――生政治の誕生』慎改康之訳、筑摩書房、二〇〇八年
・M・フーコー『コレージュ・ド・フランス講義1979‐1980年度――生者たちの統治』廣瀬浩司訳、筑摩書房、二〇一五年
・弘前大学ＣＯＩ「弘前大学ＣＯＩと次世代医療基盤法」：https://www.kantei.go.jp/jp/singi/kenkouiryou/data_rikatsuyou/jisedai_iryokiban_wg/dai2/siryou2-2.pdf（二〇二四年一月二六日閲覧）

・廣瀬純「3統治性論はなぜ棄てられたのか」『フーコー研究』小泉義之、立木康介編、二二二–二五六頁、岩波書店、二〇二一年
・木村映善、大寺祥佑、佐々木香織、黒田知宏「フィンランドにおける医療分野レジスタとデータ提供の状況」『日本統計学会誌』50（1）：四七–八〇頁、二〇二〇年
・B・ラトゥール『科学論の実在――パンドラの希望』川崎勝、平川秀幸訳、産業図書、二〇〇七年
・B・ラトゥール『社会的なものを組み直す――アクターネットワーク理論入門』伊藤嘉高訳、法政大学出版局、二〇一九年
・D・ライアン『監視社会』河村一郎訳、青土社、二〇〇二年
・美馬達哉『生を治める術としての近代医療――フーコー『監獄の誕生』を読み直す』現代書館、二〇一五年
・美馬達哉「自己トラッキングからみえる未来」『保健医療社会学会論集』32（1）：一二三–一三三頁、二〇二一年
・中山元『フーコー　生権力と統治性』河出書房新社、二〇一〇年
・内閣府「次世代医療基盤法とは」二〇二二年一〇月：https://www8.cao.go.jp/iryou/gaiyou/pdf/seidonogaiyou.pdf（二〇二四年一月三一日閲覧）
・内閣府「改正次世代医療基盤法について」二〇二三年一一月：https://www.mhlw.go.jp/content/10808000/001166476.pdf（二〇二四年一月三一日閲覧）
・西迫大祐「生政治と予防接種」佐藤嘉幸、立木康介編著『ミッシェルフーコー『コレージュ・ド・フランス講義』を読む』二三二–二五七頁、水声社、二〇二一年
・佐々木香織「診療記録の資源化――医療情報の電子化と次世代基盤法」『科学技術社会論研究』17：一四〇–一五五頁、二〇一九年
・佐々木香織「フェムテックの生政治とジェンダーポリティクス」『現代思想』51（6）：一四〇–一五一頁、二〇二三年
・佐々木香織、木村映善、大寺祥佑「より包括的で正確な医療統計を可能とする社会・制度基盤に向けた一考察――イギリスのEnglandにおける医療情報二次利用に関する調査・事例研究から」『日本統計学会誌』50（1）：八一–一〇八頁、二〇二〇年
・小口正貴＝スプール「青森県弘前市で進む一大健康革命仕掛け人が語る『次の十年』の戦略とは」『未来のコトハジ

メ』二〇二四年一月一六日配信：https://project.nikkeibp.co.jp/mirakoto/atcl/wellness/h_vol89/（二〇二四年二月二日閲覧）
・竹村和子『愛について――アイデンティティと欲望の政治学』岩波書店、二〇〇二年
・米川瑞穂編著『ウェルビーイング向上のための女性健康支援とフェムテック――働く女性と管理職３０００人に生理について実態調査』日経ＢＰ、二〇二二年
・ショシャナ・ズボフ『監視資本主義――人類の未来を賭けた戦い』野中香方子訳、東洋経済新報社、二〇二一年
・渡辺麻衣子「『フェムテック』とは何か」竹内一真、山本敦久編『ポストヒューマン・スタディーズへの招待――身体とフェミニズムをめぐる11の視点』五四-六三頁、堀之内出版、二〇二二年

●責任編者・執筆者紹介●

※［ ］内は執筆担当部分

【責任編者】

美馬達哉（みま・たつや） 立命館大学大学院先端総合学術研究科教授。京都大学大学院医学研究科博士課程修了。博士（医学）。京都大学大学院医学研究科附属脳機能総合研究センター准教授などを経て現職。研究テーマは臨床脳生理学、医療社会学、医療人類学、生命倫理、現代思想。著作に『〈病〉のスペクタクル―生権力の政治学』『感染症社会―アフターコロナの生政治』(ともに人文書院)、『リスク化される身体―現代医学と統治のテクノロジー』(青土社)など［責任編者解題］

【執筆者】

西迫大祐（にしさこ・だいすけ） 沖縄国際大学法学部准教授。明治大学大学院法学研究科博士後期課程修了。博士（法学）。研究テーマは、予防と自由のジレンマをめぐる法哲学、ミシェル・フーコーの哲学。著作に『感染症と法の社会史―病がつくる社会』(新曜社)、『フーコー研究』(共著、岩波書店)など［第1章］

玉手慎太郎（たまて・しんたろう） 学習院大学法学部政治学科教授。東北大学大学院経済学研究科博士後期課程修了。博士（経済学）。研究テーマは、倫理学および政治哲学。著作に『ジョン・ロールズ―誰もが「生きづらくない社会」へ』(講談社現代新書)、『公衆衛生の倫理学―国家は健康にどこまで介入すべきか』(筑摩選書)など［第2章］

浜田明範（はまだ・あきのり） 東京大学大学院総合文化研究科准教授。一橋大学大学院社会学研究科単位取得退学。博士（社会学）。研究テーマは、医療人類学、社会人類学、西アフリカ地域研究。著作に『薬剤と健康保険の人類学―ガーナ南部における生物医療をめぐって』(風響社)、『感染症の医療人類学―ウイルスと人間の統治について』(青土社)など［第3章］

佐々木香織（ささき・かおり） 札幌医科大学医療人育成センター教授。英国の Department of Sociology, Lancaster University 博士課程修了。PhD (Sociology)。研究テーマは、(医療)社会学、カルチュラル・スタディーズ、科学技術社会論。著作に Humans & Machines in Medical Contexts: Case Studies from Japan(編著、Palgrave Macmillan)など［第4章］

た 行

は 行

ま 行

索　　引

《未来世界を哲学する・第8巻》
社会防衛と自由の哲学

令和6年6月30日　発　行

責任編者　美　馬　達　哉

発行者　池　田　和　博

発行所　丸善出版株式会社
〒101-0051 東京都千代田区神田神保町二丁目17番
編集：電話(03)3512-3264／FAX(03)3512-3272
営業：電話(03)3512-3256／FAX(03)3512-3270
https://www.maruzen-publishing.co.jp

組版印刷・製本／藤原印刷株式会社

ISBN 978-4-621-30980-3 C 1310　Printed in Japan

《未来世界を哲学する・全12巻》刊行にあたって

日本を含めて二一世紀の人類社会は、前世紀から引き続くグローバル化や、地球温暖化、デジタル化、人口高齢化などによって、経済・共同・公共・文化のあらゆる領域で大きく変容し、従来の思考の枠組みでは対応できないような課題群に直面しています。

いま、哲学・思想に関わる人文学・社会科学系の研究者に求められているのは、理系・技術系の分野と融合しながら、三〇年後、五〇年後の未来を見据えつつ、そうした課題群に対して大局的かつ根本的に挑戦し、人類社会の進むべき方向を指し示すことではないでしょうか。

本シリーズは、次世代を担う若手・中堅の研究者を積極的に起用し、たんなる理論の紹介ではなく、時代の要請に応える生きた思想を尖った形で提示してもらうことで、高校生から大学生や一般の人々にとって、それらが未来世界を考え生きるためのヒントになってくれることを目指しています。

丸善出版では二〇〇二年から数年かけて「現代社会の倫理を考える」全17巻を刊行しました。本シリーズはその後継になりますが、前記の目標を達成するために、課題群に対応した全巻の構成、各章の設定、執筆者の選定、原稿の査読に関して編集委員会が一貫した責任をもつとともに、各巻を少数精鋭の四人で執筆し、それに論点を整理した解題を付けるという点に、前シリーズとも類書とも異なる特徴があります。

〔編集委員会〕森下直貴（委員長）、美馬達哉、神島裕子、水野友晴、長田 怜